続 絶望を希望に変える癌治療

横内正典
Yokouchi Masanori

たま出版

はじめに

２０１６年12月初旬、私の医院に一本の電話が入りました。

その内容は、ラジオ日本の『長野祐也の医療界キーパーソンに聞く』への出演依頼でした。長野祐也《すけなり》氏といえば、元衆議院議員で現在政治評論家です。厚生省（当時）の政務次官を務められたこともあります。

その番組には、製薬会社の代表者や大学病院の教授らとともに、帯津良一先生（帯津三敬病院名誉院長）、長尾和宏先生（長尾クリニック院長）らも出演しておられました。まさしく現在の「医療界のキーパーソン」と呼ぶにふさわしい人たちです。

「喜んで出演させていただきます」とお伝えすると、録音日の打診があり、２回分の「質問メモ」が届きました。さらに、当医院のスタッフが電話をして、長野祐也氏が拙著『絶望を希望に変える癌治療』を読まれたのがきっかけだったということがわかりました。

1回目の「質問メモ」には、おおよそ次のようなことが書かれてありました。
・東洋醫学と西洋医学を併用しての癌治療とは、具体的にどのような治療でしょうか。
・癌が発生するメカニズムを、具体的に教えてください。
・漢方薬を使っての癌治療の基本的な考え方を教えてください。
・『絶望を希望に変える癌治療』には、「東洋醫学では、病気を治すのは患者さん自身である」という趣旨のことが書かれてあります。病気を治すのはご自身だと思っていただくために、患者さんに対し、どのような対応をされているのでしょうか。

続いて2回目の「質問メモ」には、おおよそ次のようなことが書かれてありました。
・『絶望を希望に変える癌治療』には、病気が治りやすい食生活スタイルになるよう、食事や生活習慣の見直しをすすめられていますが、この理由をお伺いするとともにに、具体的にどのような食事・生活習慣をすすめておられるのでしょうか。
・横内院長は、さまざまな癌患者さんの臨床例を診られてきたと思いますが、特に印象に残っていることがあれば、お聞かせください。
・横内醫院では、糖尿病、アトピー、膠原病などの漢方治療を行っているそうですが、どのように行い、どのように症状が改善されているかをお聞かせください。

長野祐也氏からの質問は、癌をはじめとするさまざまな病気に対する私の治療の根本に関するものです。その質問に答えることは、私の年来の主張を浮き彫りにすることになります。

本書は、長野氏から寄せられた質問への回答も含めて、私の長年の治療方法や実際の症例について述べたものです。
また、よく耳にしながら、一般には誤解の多い「緩和ケア」という言葉の本来の意味と目的についても、詳しく述べました。

弘前大学医学部を卒業後、外科医や公立病院の院長を経て、東京で開業してからすでに四半世紀がたちます。開業したての頃は、癌に対する漢方治療というのは医学界ではアウトサイダーとしか見られませんでした。

しかし、四半世紀を経たいま、漢方のエキス製剤については約150処方、煎じ薬に使用する生薬については200種類を超えるものが保険適用となっています。

事実、漢方薬の中には癌をやっつけるための「抗癌漢方薬」があるのですが、一般には、「漢方は体にやさしいが、癌に効果はない」というイメージがあり、医師でさえ、「漢方では癌は治らない」と言い放つ人が多いのが現実です。

加えて、漢方薬の一部に健康保険が適用されるようになったものの、まだまだ制限が多く、患者さんの体質や癌の状態に合わせたきめの細かい診療を行おうとすると、保険診療の制限にぶつかることになってしまいます。そのため、私の醫院ではやむなく自由診療のかたちをとっているのが現状です。

そこで、本書では、そうした「抗癌漢方薬」についても詳しく述べることにしました。

と同時に、抗癌漢方薬によって癌を克服した患者さんの実例も紹介することにしました。それによって、癌に効果のある漢方薬が保険適用になり、患者さんの負担を軽減できる一助になれば幸いです。

私の場合、あくまでセカンドオピニオンとして癌治療に携わっていますが、癌治療に対する治療法の選択肢がこれだけ広がっているいま、どうか、本書を読まれた方が、セカンドオピニオンを上手に生かして癌を克服されることを願ってやみません。

目次

第5章　抗癌剤の副作用をはねのけた患者さん

第1章　生活の質を上げるための緩和ケア

癌の緩和ケアを行うとき

癌の緩和ケアというと、癌の治療後や癌の終末期（いわゆる「ステージ4」）に行うもの、というのが一般的な理解でしょう。患者さんのみならず、医師もそう思っている方が多いようです。実際に、日本緩和医療学会が調べたところ、緩和ケアの依頼は、半数以上が癌治療終了後でした（2012年調査）。

しかし、緩和ケアは、癌末期に限られたものでも、痛みを取ることだけに限られたものでもありません。そのことが明らかにされたのは、かなり早い時期です。よく知られるところでは、世界保健機関（WHO）が2002年に「心理的な問題、社会的な問題、さらにスピリチュアルに関する問題を早期に発見し、上手に対処することによってQOL（人生の質）を改善できる」としました。

このような緩和ケアを患者さんに提供する時期は、「診断時」ということになります。なぜなら、心理的、スピリチュアル的な問題は、診断直後から起きることが多いからです。癌にともなう痛み、そしてそれにともなう精神的苦痛も、もちろん診断時、診断直後から起きることが多いといえます。

癌であると診断されたときには、どのような患者さんであれ、精神的な混乱を起こしてしまいます。なかには、自分は癌ではないと思いたがり、その考えに合う医師やさまざまな治療家の意見を優先的に聞く人も出てきます。そして、そのことが癌への適切な対応を遅らせたり、間違わせたりすることになるのです。

緩和ケアには、精神的苦痛に適切に対処することよって、そのようなことを防ぐ効果があります。長年、多くの癌患者さんを診てきて、それを実感するとともに、私の癌治療には、そのような「緩和ケアの効果」も含まれていると、最近強く思うようになりました。

癌緩和ケアの対象

治療前

診断直後の不安落ち込み

治療前からの痛み

放射線や抗癌剤の副作用

(吐き気、嘔吐、食欲不振、しびれ、口の渇き、口内炎、下痢など)

治療後

手術の痛み

再発や転移による痛み

息苦しさ

だるさ(倦怠感)

食欲不振、吐き気、嘔吐

リンパ浮腫

医療費の問題

転院や自宅での療養についての不安

自分の存在や生きる意味についての悩み

不安や気分の落ち込み

家族の心や気持ちの問題

癌患者さんにつきものの「漠然とした不安」

癌であると診断されたときに生じる精神的な混乱は、２段階になっているようです。最初の混乱は、初めての経験であり、よく知らないことから来る「漠然とした不安」です。そのなかには、「癌＝治らない＝死」といった誤解も含まれます。この混乱は、癌についてよく知ることにより、ほどなく解消されます。

それでもなお残る「漠然とした不安」は、過去と未来に対する「漠然とした不安」であり、これは癌についてよく知るようになっても解消されることはありません。「あのときに、あんなことをしなければよかった」とか、「東京オリンピックを見ないで死んでいくのかなあ」「去年生まれた孫が小学生になるのを見ることはないのだろう」などと考え込んでしまうのです。

これは、単にネガティブな感情に溺れているのであって、しっかりと「考えている」わけではありません。どれほどそのようなことを思い続けたとしても、終わりはありません。でも、過去と未来のことを思うと、ついついこのような堂々巡りに陥ってしまいます。過去はやり直すことができず、未来はそのときになってみないと分からないからです。

イエスキリストが「明日のことを思い煩うな」と諭したと『聖書』に書いてあるそうですが、これはおそらく、明日のことをどう思い煩ってみても、少しも生産的ではないからでしょう。それに、将来のことを非生産的にグズグズと考えるのは、鬱状態になってしまった患者さんに多く見られる現象です。

癌患者さんが、過去と未来に対して思い煩うことや、堂々巡りの思いをやめてしまうことができたとき、「漠然とした不安」は解消されるのではないでしょうか。

一方、医師の方々も癌治療だけで忙殺されがちですが、なるべく患者さんと積極的にお話をしていただきたいものです。また、患者さんのほうも、ドクターとお話をしたときに、チンプンカンプンにならないように、正しい知識を身に付けておく必要があります。そのことにより、話が通じやすくなるとともに、ドクターの意見を正しく聞くことができるようになります。ドクターが目指すところと患者さんが目指ざすところが違うということもなくなります。

在宅医療のすすめ

緩和ケアの身体的、心理的、社会的、スピリチュアルな問題のなかで、じつは最もやっかいなのはスピリチュアルな問題です。スピリチュアルとは、「霊的であること、霊魂に関すること」という意味で、英語では、以上に加えて「教会に関することがら」、「神、精霊、霊、魂、超自然的」などの意味が含まれます。

緩和ケアで「スピリチュアルな問題」という言葉を使うときは、宗教的、哲学的な心や魂、精神、霊魂などを意味すると考えてよいでしょう。それらに問題点があったならば、早期に見つけ出して解決し、患者さんに「生き甲斐のある人生観」を持っていただきます。そのことで苦痛を予防し、和らげ、ＱＯＬ（生活の質）を向上させるわけです。

これは、健康な人であっても、とても難しいことです。理解するにとどまらず、人生観を心の底からひっくり返し、魂の芯から入れ換えて、まさしく「人生観の大転換」をはかるわけです。

在宅治療を行うことにより、その緩和ケアが比較的スムーズに進むことがあります。「自分の家で気兼ねなく療養」し、最期の日も「住み慣れた自分の家で迎える」。そのような環境をつくることによって、「人生観の大転換」がはかりやすくなるのです。

それに、在宅医療における緩和ケアは、ご家族の心構え、患者さんへの取り組みにも、大きな影響を与えます。というより、同居しておられるご家族の協力なしにはできないことでもあります。

自宅で療養していている患者さんを診てくれるのは、お医者さんだけではありません。訪問看護師、薬剤師、理学療法士（リハビリ）などの医療関係者も、定期的に来てもらうことが可能です。そうやって、計画的・継続的に医学管理・経過診療を行うわけです。

また、ケアマネジャーやホームヘルパーに来てもらうこともできます。

「在宅医療」の費用は、訪問診療と臨時往診の中間くらいになります。

自宅にお医者さんに来てもらうことで、病院では聞きにくいことも聞けますし、不安に思っていることを聞くこともできます。

セカンドオピニオン

緩和ケアとともにおすすめしたいのが、セカンドオピニオンです。セカンドオピニオンとは、現在の病気を診てもらっている担当医の先生以外の意見（オピニオン）を聞くことです。担当医を替えたり、転院したりすることではありません。

セカンドオピニオンを聞くことにより、患者さんは納得のいく治療方法を、ご自分で選択できるようになります。治療の進行状況、次の段階の治療方法の選択なども、セカンドオピニオンを聞くことにより、できやすくなります。それに、担当医の先生と同じ意見であったとしても、セカンドオピニオンを聞くことにより、理解が進みます。

私はよく言うのですが、家族の協力に、たった一人の親友が加わることで、患者さんは強い気持ちでいることができるようになります。治す力も湧いてきます。セカンドオピニオンは、それを万全のものにしてくれます。

セカンドオピニオンを聞く前には、必ずファーストオピニオンを聞いて、よく理解しましょう。ファーストオピニオンは、あなたのいまの担当医から聞きます。

セカンドオピニオンを聞くことは、患者さんの権利であり、国も推奨しています。ですから、担当医の先生も病院も快く受け入れる義務があります。

それは分かっていても、なんとなく言いづらいとか、角が立つような気がするようなときには、担当医の先生に紹介状を書いてもらいましょう。そのことで、担当医の先生に気兼ねなくセカンドオピニオンを聞くことができます。

ただし、間違っても○○食事療法、ガンに効く○○水、○○でガンが治る……などの言葉には、耳を貸さないようにしましょう。癌に効く物質があったならば、とっくに大手製薬会社や医師が癌治療に使っているはずです。

健康なときであれば、このような文句に惑わされることはないでしょう。しかし、癌患者であることがはっきりすれば、つい気が弱くなってしまい、心に隙が出来たりもしますので、十分にご注意ください。

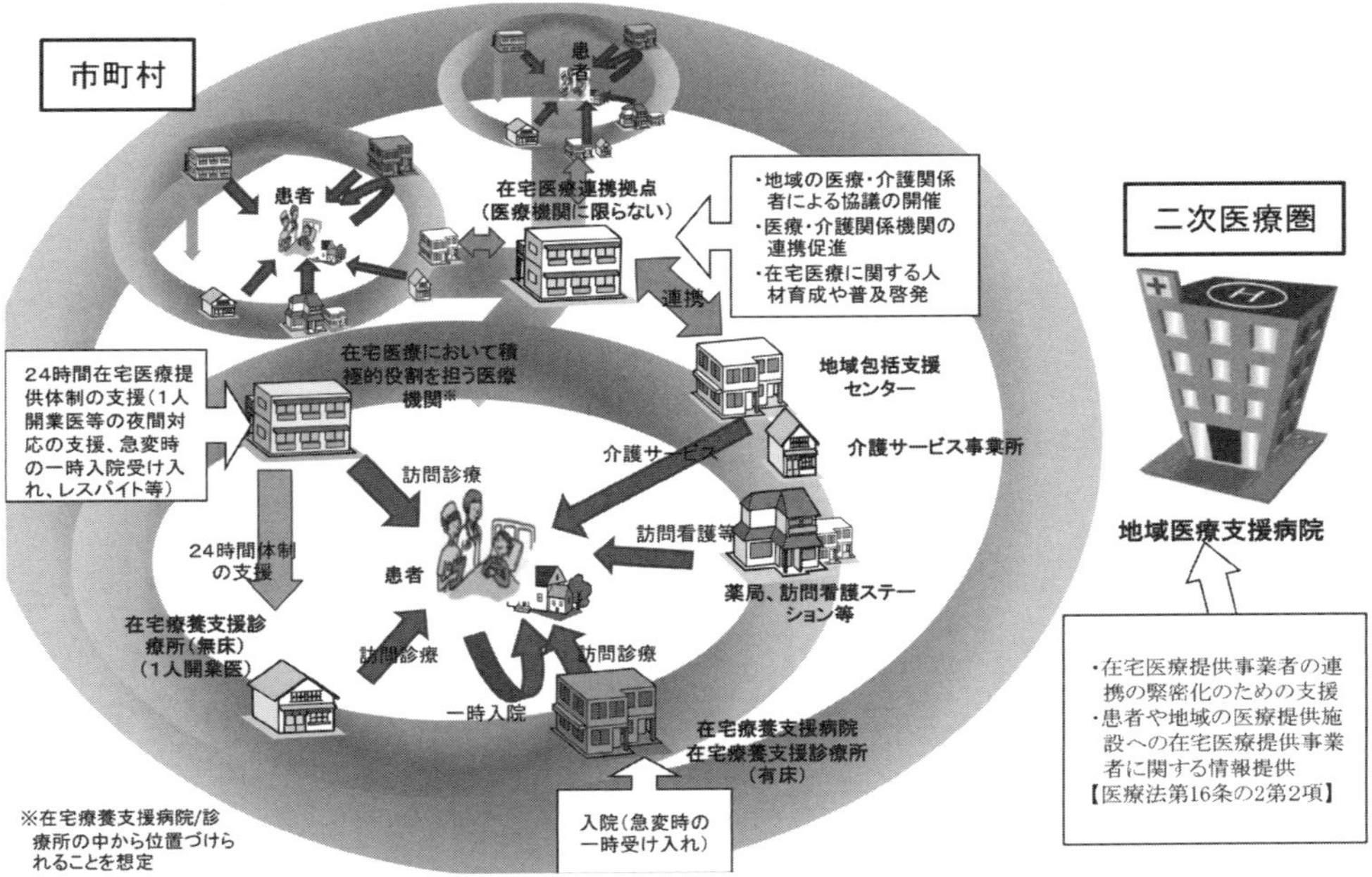

在宅療養支援診療所、在宅療養支援病院等の役割（イメージ）（厚生労働省HPより）

家族を「看取る」

在宅医療を提供している医師の中には、「看取り」も行ってくれる医師がいます。「自宅で穏やかに死を迎えたい」という患者さんには、うってつけです。

ただし、事前に医師とよく話し合っておく必要があります。痛みや苦しさは、できるだけ取り除いてもらう。でも、回復する見込みがない段階での「延命」だけを目的とした治療はしないでもらう——そのことをはっきりと言っておかないと、たとえ自宅で迎えることができても「穏やかな死」ではなくなってしまいます。

家族ともよく話し合っておきましょう。家族だから分かってくれているとは思っても、やはり確認は大切です。息を引き取る前の様子が、とても苦しそうだったので、「看取り」をするはずの家族が、慌てて救急車を呼んでしまったなどという事例もあります。

家族に「看取られ」て自宅で穏やかに死んだあと、死亡診断書はどうなるのかと心配する声も聞かれます。在宅医療は24時間体制なので、これについては心配ありません。呼べばいつでも死亡確認に来てくれて、死亡診断書を書いてくれます。

近年、独居老人に在宅医療の緩和ケアを提供している医師が増えていて、死亡診断書を書くケースも増えています。独居老人であるのに、事前にそのようなことをしないでいると、誰にも看取られずに死亡する「孤独死」になるおそれがあります。

呼吸が徐々に弱くなり、一生懸命に呼吸しようとするようになったあと、無呼吸の時間が長くなり、やがてスーッと最期の呼吸が来て、手足が冷たくなっていきます。

それをご家族で看取り、呼吸がなくなって1分ほどたってから、在宅医に連絡してください。

家族へのアプローチ

名古屋市立大学病院緩和ケア部部長の明智龍男氏は、『日経メディカル』（2016年5月号）で、次のような指摘をしておられます。

「薬物療法や手術にスキルが求められるのと同様に、精神状態をサポートするためのコミュニケーション能力は医療者にとって大切な技術だ」

これはまったくそのとおりです。癌と告知されると、癌で死ぬ以前に自殺する人が通常の約24倍にものぼるというコホート研究もあるくらいです。心理的に追い込まれるというのは、それほどのものであり、癌で死ぬ以前に自ら命を絶ってしまうということも少なくはないのです。

その意味でも、緩和ケアは診断直後からなされるべきです。

それとともに、家族の患者さんへのアプローチも、とても大切なものであることが分かります。たとえば、どのような最期を患者さんは理想としているのか。そのことを、体調の良いときによく聞いておかれるといいのではないでしょうか。

どのようなケアを望んでいるのかについても、そのことと関連する大切なことです。また、終末期を誰と過ごしたいか、どのように過ごしたいかなども、大切な点です。

そのようなことを話し合うことによって、本人をネガティブな思いから救いあげることができるはずです。

告知による精神の混乱へのケア

「癌＝死」ではないことは、最近では「常識」に近くなってきました。ステージ３やステージ４であっても、元気に回復してきている癌患者さんがいることを、よく見聞きするようになりました。

しかし、それは客観的な可能性を示すものにすぎません。「あなたは癌である」と言われた人は、それがたとえ30％の可能性であっても、わずか10％の可能性であっても、死んでしまう可能性があるとなれば、頭の中が真っ白になってしまいます。その10％に自分が含まれてしまう可能性のみを考えてしまうのです。癌と診断されたあとの１年以内の患者さんの自殺リスクが普通の人の約24倍というのは、そのことを示すものにほかなりません。

もっと言うならば、約24倍の自殺リスクというのは、はっきり自殺と分かるのが約24倍ということです。自殺であるとはっきり認定できないものを含めると、もっと多くなります。癌だからもう助からないと思い込み、やけになって無茶なことをやってしまう人、諦めてなんの治療もしない人なども含めると、自暴自棄になる人はもっと多くなるでしょう。

このことを知っておくことは、癌専門医にとって患者さんの「精神の混乱をしずめ、サポートする」うえで、とても大切なことです。

緩和ケアは「痛みを緩和する」だけではない

癌患者さんの体の症状に関して、痛みを緩和ケアすることはよく知られていますが、緩和ケアはそれだけではありません。身体の症状も、痛みのほかに悪心、嘔吐などもよく起き、腹水が溜まることもあります。その原因が細菌感染によるものであれば、細菌感染の治療をしなければなりません。

さらに、利尿薬を投与して腹水を排出させたり、体外から体腔内に針を刺して腹水を吸い出す腹水穿刺《せんし》をしたりもします。このとき、一気に腹水を取ってしまうと脱水状態になってしまうので、点滴でアルブミンを投与する必要などがあります。

消化器系に癌が出来たときには、消化管が閉塞してしまうこともあります。その可能性が高いと分かった時点で、あらかじめステント（網目状の金属の筒）を入れておいたり、バイパスをつくっておいたり、人工肛門（ストーマ）をつくっておいたりする必要もあります。

呼吸困難とは、息をするのが大変で、息が苦しいという症状です。肺から十分に酸素を取り込めないところまでいってしまうと、それは呼吸不全です。呼吸不全には酸素投与が有効ですが、呼吸困難には薬物療法が有効です。ただし、酸素投与とステロイドについては、呼吸困難にも有効なので、併用を検討したほうがよいでしょう。

薬物療法では、モルヒネがよく使われます。癌患者さんの呼吸困難という症状に対しても、モルヒネが使用されるわけです。

医療用モルヒネは、中毒になったり死を早めたりしない

モルヒネは麻薬なので使いたくない、という人は、いまだに多いのではないでしょうか。確かにモルヒネは、ケシを原料とするアヘンからつくられています。ケシ、アヘンというと、麻薬を連想するのは当然で、モルヒネは「中毒になり」「人を廃人にする」「死を早める」と思っている人も多いでしょう。ですから、モルヒネと聞いただけで「結構です」と言ってしまうことについては、よく理解できます。

しかし、医療で使用されるモルヒネについては、「中毒になる」ことも「人を廃人にする」こともありません。ましてや、「死を早める」こともありません。

医療で使用されるモルヒネには、主に次のような効果があります。

1　呼吸しやすくする

2　苦痛を和らげる

３　（苦痛が和らぐことにより）食欲が出てきて病気と闘う意欲が戻ってくる

４　下痢を止めることができる

モルヒネには咳をコントロールする咳中枢の興奮を抑える作用があり、そのことによって咳を止める鎮咳作用があります。この作用によって、呼吸困難の症状が改善されます。

呼吸困難でなくなると、当然苦痛は和らぎます。

そのことによって食欲が増進して、健康であったときのように食事をとることができます。しっかりと食べることができれば、精神面の健康も復活して、癌と闘う意欲が生まれます。

モルヒネが入ってくると、消化管の運動が抑えられ、消化酵素の分泌も抑えられます。そのことにより、消化するための時間が長くなり、それまでよりも大腸に食物が長い時間とどまることになり、水分の吸収がよくなります。軟らか過ぎた便が健康なときの硬さに戻るわけです。

さらに、モルヒネは肛門括約筋に対して緊張を高める作用をします。モルヒネを投与すると便秘になりやすいのはこのためです。しかし、下痢に対しては、肛門括約筋の緊張の高まりは、下痢を止める良い効果となります。

モルヒネを使い始めたときや増量したときには、眠気やめまいが起こったり、ぼんやりしたりすることがあります。しかし、これらの症状については、ほどなく耐性ができるため、心配はありません。

それらの症状は、ほとんどの場合、1週間ほどで改善されます。ですから、1週たっても症状が改善されないときには、そのことを医師に告げる必要があります。

ちなみに、医療用モルヒネには、経口薬、注射薬、座薬などがあります。

痛みがおさまるメカニズム

癌の痛みの治療としてのモルヒネ投与は、通常「WHO3段階除痛ラダー」にしたがって行われます。「WHO3段階除痛ラダー」には、以下の三つの段階があります。

第一段階（軽度の痛み）

……非ステロイド系炎症薬、急な痛みの悪化に備えて鎮痛補助薬を準備。

第二段階（軽度から中程度の痛み）

……軽度から中程度の痛みに用いるオピオイドを使用。急な痛みの悪化に備えて非ステロイド系炎症薬、鎮痛補助薬を準備。

第三段階（中程度から強度の痛み）

……中程度から強度の痛みに用いるオピオイドを使用。このなかにモルヒネも含まれる。急な痛みの悪化に備えて非ステロイド系炎症薬、鎮痛補助薬を準備。

癌からは痛みの信号である神経伝達物質が放出され、その信号を受け取るのがオピオイド受容体です。モルヒネは、痛みの信号である神経伝達物質よりも早くオピオイド受容体に結合し、痛みの信号を受け取ることができなくしてしまいます。そのことにより、痛みをおさえることができるのです。

「輸液、補液を絞ると死期が早まる」は誤解

癌の終末期に差しかかると、どうしても食欲がなくなります。体力が減少していて食欲がないとなると、輸液をしなければなりません。問題は、その量です。

体力が減少しているということは、高カロリーの輸液を大量に受け止めることができないということです。それにもかかわらず、大量の輸液をすると、腹水や胸水、浮腫などの状態を悪化させることになります。

日本緩和医療学会の「終末期がん患者の輸液療法に関するガイドライン」では、終末期癌患者への輸液による水分投与だけでは必ずしもＱＯＬの改善や症状の緩和に役立たないとしています。

終末期の癌患者さんに対しては、輸液は少量から始めるべきです。そうして、受け入れることができるようでしたら、少しずつ増やしていくとよいでしょう。

ぜんそくなど悪い反応があったならば、輸液の量は絞りましょう。このとき大切なのが、癌患者さん本人とご家族の方が、輸液を絞ることがよいことであると納得することです。体力が減少しているときに、無理に輸液の量を増やすと、かえって体への負担になるということを、よく理解しましょう。

横内醫院の患者さんには、食欲が落ちないように漢方薬を処方しています。終末期に差しかかった癌患者さんにとって、文字通りの生命線は「食欲」です。食べることにより体力が維持、向上し、癌と闘うことができるのです。

その意味でも、食欲の維持、向上に効果のある漢方薬は、癌患者さんの強い味方です。

癌の場合、なぜ急激に症状が悪化し体力が落ちるのか

簡単に言うと、癌細胞は細胞分裂をして増えていきます。癌細胞が１００個のころは、１回の細胞分裂で１００個増えるだけですが、癌細胞が１万個になったときは、

1回の細胞分裂で1万個増えます。その次の細胞分裂では2万個、その次には4万個増えます。

そのため、癌患者さんは徐々に症状が悪化していくのではなく、急激に症状が悪化し、体力が落ち、そこから1、2カ月で死亡することも多くなります。

横内醫院に来られる癌患者さんの多くは、末期患者さんです。そのため、通常ならば「1、2カ月で死亡する」はずなのですが、ほとんどの患者さんがそうはなっていません。なぜなら、漢方薬による治療を行っているからです。

漢方薬治療は、おもに体力を増強するためのもの、免疫力を高めるもの、さらにはズバリ癌をやっつけるものもあります。癌の専門医のなかには「漢方では癌は治らない」と、癌患者さんに直接言う先生もいるようです。しかし、癌を治療するための抗癌漢方というものがあるのです。よく知らないで断言するのは早計です。癌の漢方薬治療については、次章で詳しく述べます。

体力増強、免疫力を高める、癌をやっつける漢方を、患者さんの体質、進行状況などにあわせて組み合わせ、ジリジリと症状を改善します。そのことにより、1、2カ月で死亡するはずの終末期の癌患者さんが、１年も２年も生き続け、なかには完全によくなって「卒業」とばかりに、横内醫院を巣立って行かれる方も出てくるわけです。

大学病院をはじめとする大病院の医師の方々が「癌患者さんの予後は予測できない」と洩らしているなかには、横内醫院の癌患者さんが含まれているに違いありません。

癌細胞は分裂することによって増え、転移をしていくわけですから、「つい最近まで元気だったのに、急激に症状が悪化し、体力が衰える」のは、当然のことです。予後は予測できないというのは、一般的な慢性疾患の予後が頭の中にあるからです。

そこに、横内醫院の多くの患者さんのように、漢方薬で治っていく方も混じるわけですから、まさに「予後は予測できない」ということになるのです。

第2章　全国の病院で続々と導入される漢方医療

現代医療と漢方医療併用の時代

読売新聞の連載記事「医療ルネサンス」は、最先端の医療をよく取材しているということで、多くの読者から称賛の声が届いているそうです。その「医療ルネサンス」が、「漢方で支える」と題して、２０１６年11月9日から5回にわたって、現代医療が漢方を取り入れて大きな成果をあげていることを報じました。

その現代医療には、もちろん癌治療も含まれていましたが、読者の方々は、現代医療を行っている病院の中に、漢方外来や東洋医学科、漢方サポート科、漢方内科などがあることに、まず驚かれたのではないでしょうか。

私が漢方薬による癌治療を始めたのは、いまから43年も前のことです。そのころ私は外科医をしていて、癌患者さんの手術もずいぶんしていました。

その私が、癌患者さんに漢方薬をすすめたのですが、当時は漢方薬と聞いただけで、どの患者さんもそっぽを向きました。それを、「私を信用してくれ！」と懇願して、なんとか服用してもらったものです。

それがいまでは、心ある大学病院や県立病院のなかには、漢方外来を取り入れているところや、東洋医学科、漢方サポート科、漢方内科を設置するところまで現れたのです。それ以前に、漢方薬の一部に健康保険の適用が開始され、現在では漢方のエキス製剤については約１５０処方、煎じ薬に使用する生薬については２００種類を超えるものが保険適用となっています。

大学病院を訪れた横内醫院の患者さんに対して、「漢方薬では癌は治りません」と言い放つような先生もまだいらっしゃるようですが、癌治療も含めて、世の中全体の流れは、現代医療と漢方医療の併用へと大きく舵が切られ、その方向に進んでいることは間違いありません。

漢方薬で現代医療をサポートする

「医療ルネサンス」では、漢方薬は神経やホルモンなどの体のバランスを回復させ、食欲が湧き、質の良い睡眠が取れるようになる、癌治療に関しては、特に抗癌剤の副作用を抑える効果があるとされています。

抗癌剤の副作用を抑えることができるということは、現代医療と漢方医療の併用が前提となっています。そのうえ、漢方薬を使うことによって抗癌剤の副作用を抑えることができるというのは、現代医学が抗癌剤を使い続けることができるということにつながります。漢方薬が現代医学を見事にサポートしているわけです。

「漢方で癌を治す」と聞くと、手術、抗癌剤、放射線治療という癌の三大治療をいっさい拒否して、漢方薬だけを服用するというように思われがちですが、決してそうではありません。

現代医療と漢方医療は、併用されるべきものです。東西の医療の良いところを併せて取り入れ、癌に立ち向かうべきです。すべての癌患者さんは、要するに癌が治ればよく、癌から生還できればよいのです。現代医療と漢方医療のどちらにより多くの効果があったか、さらには効果がなかったか、などということは、医療従事者の側で議論されればよいことです。

ですから、横内醫院の患者さんは１００％現代医療と漢方医療を併用しておられます。

横内醫院は、漢方医療の側から現代医療との併用を進めてきたわけですが、現在の千葉や神奈川の県立がんセンターは、現代医療の側から漢方医療との併用を進めているといえるでしょう。

漢方医療と現代医療の併用は、これからも発展し続ける大きなムーブメントとなっていくでしょう。県立がんセンターのなかに、漢方サポート科、漢方内科が出来ることなど、40年前には想像すらできなかったのですから、まさに隔世の感がします。

「どうか、私を信じて飲んでください」

思い返せば、私の父は内科医でした。その父が、内科で治せない患者を外科に紹介するのを見ながら、私は育ちました。そのため、「大人になったら外科医になって、自分の腕で患者を治療したい」と思うようになりました。

そうして、念願かなって外科医になって、癌の手術をするようになりましたが、何百という患者さんの癌の手術をするようになって分かったのは、癌の手術は見事に成功させたのに、その後に転移して再発する患者さんが多いことでした。

「これはいったい、どういうことなのだ！」と、私は愕然としました。しかし、じっと手をこまねいているわけにはいきません。なんとしてでも、癌の転移、癌の再発を抑えこんでやる――そんな闘争心を燃やして、拡大根治手術を導入したり、抗癌剤を使用したりしたのですが、ほとんど効果がありません。

民間療法にも手をつけ、サルノコシカケや、当時マスコミで話題になっていた丸山ワクチンも、患者さんのご家族の要望もあって使用してみましたが、マスコミで紹介されたような効果はありませんでした。

そんなとき、研修医時代に腕の皮膚のかぶれを漢方薬で治療したことを思い出しました。

手術前には、逆性石鹸と消毒薬の両方を使って、念入りに手から腕まで洗うのですが、それが度重なることによって、私の丈夫な皮膚もついにかぶれてしまったのです。

そこで、同じ病院の皮膚科に行ったところ、重症の接触性皮膚炎と診断されました。3カ月ほど治療をしたのですが、一向に治りません。腕の消毒の薬に負けるようだと、手術の腕を磨く以前に外科医失格だ、そう思って、私は焦りました。そのとき、ふと、学生時代に東京大学医学部物理療法内科の高橋晄正《たかはしこうせい》氏から、漢方薬の話を伺ったことを思い出したのです。

そこで、その時代に読んだ本を取り出して読み直し、「消風散」という漢方薬がいいことを突き止め、つてを頼って手に入れました。驚いたことに、消風散の臭いをかいだ瞬間、それまでの痛みがスーッと消えていきました。

これはいいと服用したところ、ほぼ1週間で皮膚はすっかり治ってしまいました。それ以降、再発もしていません。

そんな経験から、漢方薬が重症の皮膚炎に効果があるのなら、癌に対しても効果があるのではないか、試してみる価値があるのではないか、そう勘がひらめきました。

しかし、日本漢方の先達の本には、漢方薬で治らない病気の第一番目に癌が挙げられていました。それなら中国から本を取り寄せようかとも思ったのですが、当時は中国とは国交がなく、中国の文献は手に入りません。

それでもあきらめきれず、体力増進の漢方薬を探し出しました。癌の患者さんのほとんどは、進行するにしたがってやせ衰えてしまいます。その患者さんに、少しでも体力をつけていただければと切実に思いました。体力増進の漢方だったら、大きく間違うことはないだろうという思いもありました。

ところが、肝心の患者さんがなかなか納得してくれません。「漢方薬で癌が治るはずがない」ということを聞いたのは、このときが最初でした。43年前には、体力の衰えた末期の癌患者さんが、最近の大学教授と同じことを言っていたのです。

そう言われても、私のほうで諦められるわけがありません。

「私を信じて飲んでください」そう懇願しました。当時の私は100キロ近くもある巨漢で、顔もそれこそ必死の形相だったのでしょう。懇願する私を哀れに思ってか、患者さんが根負けするかたちで、補中益気湯や十全大補湯を服用してくれました。

漢方薬だ！　という確信

補中益気湯や十全大補湯は、癌治療に限らず、いまではとてもよく使われるようになった漢方薬です。体力増進の効果に驚くべきものがあります。

それまで死を待つだけだった末期癌の患者さんが、補中益気湯や十全大補湯により、日ごとに体力を回復していきました。やがて体力を増進させた患者さんのなかには、元気になって退院していく人も出てきて、外科医の私が目を丸くするほどでした。

外科医の私は、毎日必死の思いで完璧な癌の摘出手術を行っていました。それにもかかわらず、転移する患者さんが次々と出てきてしまうのです。

私はいったい何をしているのだ！

しかし、ふと目を転じれば、治る体力をつけてもらおうとすすめた漢方薬、それを飲んだ末期癌の患者さんが、元気になって、退院しています。

漢方薬だ！　私はそう確信しました。

その成果を、日本癌学会総会で報告したのは１９８４年のことです。その後も研究を重ね、東京で漢方を中心とした癌治療をはじめ、現在に至っています。

青森で漢方による癌治療を始めたところ、全国から患者さんが来られていましたので、東京で開業することにはなんの不安もありませんでした。

遺伝子を傷つけ癌を発生させる主な原因

１９９４年に東京の東中野で横内醫院を開業してから、すでに四半世紀になります。これだけの長い間やっていくことができたのは、私の治療に間違いがなかった何よりの証拠だと思います。

癌には、少なくとも九つの発生原因があると、私は見ています。

その九つの発生原因を詳しく見てみましょう。

原因1——細菌、ウイルス

遺伝子を傷つけるウイルスは、当然、癌ウイルスです。それとともに、アデノウイルス、インフルエンザウイルス、サイトメガウイルス、単純性ヘルペスウイルスなどが、癌の発生と増殖に大きく関わっています。

ですから、アデノウイルス、インフルエンザウイルス、サイトメガウイルス、単純性ヘルペスウイルスの撃退を視野に入れなければ癌の根治治療はできないと、私は考えています。癌ウイルスだけに目を奪われていてはいけないのです。

漢方薬には、葛根湯という優れた抗ウイルス剤があります。

2016年に『あなたの体は9割が細菌　微生物の生態系が崩れはじめた』（アランナ・コリン著、矢野真千子訳　河出書房新社）という本が出版され、テレビで「糞便移植」が何度か取り上げられました。「糞便移植」は他人の腸内細菌を移植するための方法であり、この本に書かれてあることのほんの一部です。

人体に棲息する微生物は、ヒトの細胞1個に対して9個であり（原題は『10%

Human』）、ヒトと細菌は共生している。肥満、胃腸疾患、アレルギー、自己免疫疾患、自閉症などの現代病（＝21世紀病）は、腸内細菌の全体のバランスが崩れたことと強く関係していると、著者のアランナ・コリンはこの本のなかで述べています。

２０１６年になって、ようやくこのような本が出るようになったわけですが、私は30年近くも前から、細菌、ウイルスが多くの病気に強く関係していることを指摘してきました。

原因2——バクテリア

バクテリアも遺伝子を傷つけます。特に遺伝子を深く傷つけるのはクラミジア・トラコマティスです。

クラミジア・トラコマティスは、神経痛、肩凝り、めまい、耳鳴り、中耳炎、アレルギー性鼻炎、アトピー性皮膚炎、心身症、咽頭炎、扁桃腺炎、ぜんそく、心筋梗塞、不整脈、糖尿病、慢性肝炎、胃腸病、胃炎、膀胱《ぼうこう》炎、生理不順、生理痛、そけいリンパ肉芽腫など、あらゆる病気で検出され、それらの病気を悪化させていると考えられます。

そのクラミジア・トラコマティスが、癌の発生と増殖にも大きく関わっているはずであり、癌を撃退するには、クラミジア・トラコマティスを撃退することがとても大切だと私は考えています。

クラミジア・トラコマティスを撃退するための漢方も、さまざまな種類があります。

原因3――紫外線

フロンガスによるオゾン層の破壊が進み、紫外線がダイレクトに地表に届くようになったことは、その結果として皮膚癌が増加したことで、大きく報じられました。

日本人は皮膚癌にはなりにくいものの、かつては米国の１００分の１程度だった発生率が、いまは10分の１程度になってきています。

紫外線を浴びると、身体の60兆個の細胞のうち10兆個の細胞のＤＮＡが傷つきます。活性酸素、フリーラジカルを発生させ、遺伝子を傷つけるわけです。しかし、それだけ傷ついても、通常は傷を治すシステムがあるので、なんということはありません。

それが、近年、人類史上初の超高齢化時代に突入したことと、健康ブームによる野外活動の増加により、紫外線を浴びる絶対量が増えました。そのことにより、遺伝子の傷を修復するのが間に合わなくなっているのです。

原因4――ストレス

ストレスが癌を誘発させることも見逃せません。ストレスを感じると、副腎皮質から糖質コルチロイドというステロイドホルモンが放出されます。この糖質コルチロイドがリンパ球を死滅させ、マクロファージの活性を低下させ、副腎と胸腺を萎縮させてしまうのです。

私が外科医をしていたころ、なんとしても本当の死因を知りたいと、よくご遺体を解剖させていただきました。そうして、ステロイドホルモン剤を使用した患者さんの大半は、副腎が薄くなってしまっていることをつきとめました。なかには、出血しているご遺体もありました。

それらは、ステロイドホルモン剤使用による副作用ともいうべきものでした。ストレスを受けたときに副腎皮質から分泌される糖質コルチロイドは、自分で分泌するステロイドホルモンですから、自然免疫力を低下させるわけです。そのため、癌化した細胞の処理が間に合わなくなり、癌病巣をつくらせてしまうことになるのでしょう。

身体に一番大きなダメージを与えるストレスは、配偶者の死亡であると言われています。これは確かな事実で、夫や妻の死亡1年以内に配偶者が死亡しているケースが多く認められています。

そのほか、離婚、馘首《クビ》、会社の倒産、子どもの非行、浮気、不倫なども大きなストレスを生むといわれています。

しかし、そうした原因のなかでも、癌になったことが、癌患者さんの最大のストレスではないでしょうか。

そのストレスを和らげ、なくすために必要なことは、癌になった理由をつきとめ、その対策を正確に立てることです。

本書は、そのために書いています。癌患者さん、およびそのご家族は、本書をしっかりと読み、なぜ癌になったかをきちんと知り、有効な対策を正確に立てていただきたいと切に願っています。

原因5――タバコ

タバコの煙に多くの発癌物質が含まれていることは、いまや常識です。有害物質は約200種類、発癌物質は約40種類といわれています。

タバコの煙を吸い込むことによって、舌、咽頭、喉頭、食道、肺が発癌物質にさらされ、それが日常化することによって、舌癌、咽頭癌、喉頭癌、食道癌、肺癌になります。

では、タバコの煙にさらされない臓器は大丈夫かというと、そうではありません。肝臓癌、膵臓《すいぞう》癌、胃癌も、喫煙者の場合、発生頻度が高いのです。

タバコを1本吸うと、1日に必要なビタミンCの半分が破壊されます。ビタミンCは、胸腺の働き、T細胞の活性化になくてはならないものであり、それらの機能が落ちます。

そのことにより、癌化された細胞の修復、排除が間に合わなくなり、癌病巣をつくってしまうことになります。

さらに、タバコを吸っている人よりも多くの被害を受けるのが、タバコを吸う人のまわりにいる人たちです。まわりの人がタバコの煙を吸い込んでしまうことがありますが、それを副流煙と言います。その副流煙のほうが、タバコを吸っている本人の吸い込む煙よりも害が大きいのです。

最近は、そのことがよく知られるようになり、副流煙による害は減ってはいます。ひと昔前には、ヘビースモーカーの夫の妻が肺癌になったなどということがよくありました。なぜだろうと多くの医師が疑問に思い、副流煙の害があぶり出されました。

加えて、タバコは薬効を阻害します。薬の効き目を悪くしてしまうのです。ですから、タバコを吸う医師は、癌患者を治せません。

癌患者さんで、まだタバコを吸っている人がいたら、すぐにやめましょう。横内醫院の患者さんで、タバコをやめずに癌を治した人は、一人もいません。

原因6——放射線と電磁波

レントゲン被ばく、放射線被ばくについては、近年よく指摘されるようになりました。そのため、絶対に必要なとき以外は胸部エックス線撮影を控えるようになってきています。しかし一方で、ＭＲＩや超音波検査は増えているようです。

癌の治療を行っている病院では、どうしてもＭＲＩ、ＣＴスキャン、胃のバリウム検査、超音波検査などが増えますが、それらには放射線被ばく、電磁波被ばくがあります。

小学校、中学校の春と秋の健康診断のとき、昔は胸部レントゲン撮影をしていましたが、近年はやめているようです。国も放射線被ばくについて認識するようになったからではないでしょうか。

患者さんは、本当に必要なとき以外、これらの検査を受けないようにして、身を守る必要があります。本当に必要な検査であるかどうかを、しつこく医師に聞くようにしましょう。

高圧電線、鉄道沿線、幹線道路沿いにお住まいの方も、強い電磁波を受け、電磁波被ばくしていると考えてよいでしょう。

電子レンジも使用中は高周波電磁波を発生させています。できるだけ使わないようにし、冷蔵庫以外の家庭電化製品は、使用するとき以外はプラグを抜いておいたほうがよいでしょう。

携帯電話には、電子レンジのなかに頭を突っ込んでいるくらいの害があります。携帯電話、スマホを右手で持って右耳に当てて使っている癌患者さんは、たとえ摘出手術がうまくいったとしても、右脳側頭葉に癌が転移してしまう可能性があります。

電気毛布も危ないので、特に癌患者さんは使わないようにしてください。電気毛布は直接に肌に触れることもあり、触れなくても人体にとても近いため、電磁波の影響が大きいのです。

人体に近いという意味では、ホットカーペットにも注意が必要です。

東洋医学では、「氣」の停滞を病気の一番大きな原因であると考えていますが、電磁波を浴びた瞬間に、その「氣」の停滞が起こります。

「氣」の停滞が起きると、ウイルスや細菌が人体に入りやすくなります。

世の中には、「電磁波被ばくと癌の発生には、直接的な因果関係はない」とする意見もあります。私からすると、それは間違いなのですが、癌患者さんやご家族の方は、そのような議論に参加する必要も、そのような議論を聞く必要もありません。重要なことは、それらを避けて自分を守る行動をとることです。

放射線と電磁波は、可能な限り避けるようにしましょう。

原因7――食事の偏り

「癌」という文字は、東洋医学の賢者がつくった文字です。私があえて「癌」という漢字を使うのは、癌という病気を、じつにうまく表しているからです。

癌は、自分が好きな食品を、山ほど食べた人がなる病気です。

米国でcancer、ドイツでkrebsといいますが、これは蟹のような形態という意味で、癌が進んだ状態を見たうえでの表現です。原因を表す言葉ではありません。その意味でも、東洋医学は西洋医学よりも原因に対して深い洞察をしているのです。

まだ癌患者さんでない方は、食べ過ぎに注意してください。癌という文字を見たらよく思い出してください。

ただし、ステージの進んだ癌患者さんは、一生懸命に食事をして、できるだけおいしく召し上がってください。食欲は最後の砦《とりで》ともいえるもので、たとえ末期癌になっても、食欲があり、食べることができていれば、生還の可能性はあります。

食材に使われる農薬や殺虫剤、防カビ剤、ホルモン剤、合成着色料などにも注意してください。

私が、牛肉や豚肉、鶏肉をおすすめできないのは、菜食主義だからではありません。現在の牛、豚、鶏の飼料に、有害なものが含まれている危険性が高いからです。これは魚も同じであり、特に養殖された魚類は、餌とともに有害物質を食べてしまっている危険性があります。

飼料や餌に含まれる有害物質のほとんどは微量であり、それだけをとってみればどうということはないのですが、牛や豚や鶏がそれらを毎日食べて吸収と排出を繰り返しているうちに、それぞれの体のなかで有害物質が凝縮されていきます。それを「生物凝縮」と呼んでいますが、そのことにより微量の有害物質であったものが、人体に影響を与えるくらいにまで凝縮された状態で、人体に入ってしまうわけです。

日本がこれほど豊かではなく、食べ物が溢れてもいなかった時代には、癌になる人はそれほど多くありませんでした。食の欧米化が進み、食品がスーパーに溢れ、レストランや居酒屋が繁華街を埋めつくすようになるとともに、癌患者さんが増えたのです。

玄米や自然食品にも注意が必要です。

高橋晄正氏の著作に『自然食は安全か』（農山漁村文化協会）という名著があります。この本のなかで、高橋氏は、玄米食は栄養分の吸収が悪いことなど、玄米が必ずしもよい食品ではないことを列挙しています。それに、玄米だからといって残存農薬量が白米よりも少ないということはありません。

さらにいえば、玄米は体を冷やす食品であり、毎日食べていると病気と闘う意欲をなくしてしまう危険性があります。

健康食品にも注意しましょう。

私の知る限り、「健康食品で癌が治った」という例はありません。癌を治す健康食品があれば、もうとっくに医薬品になっているはずです。世界中の製薬メーカー、癌の専門医が、毎日毎日癌を治す物質を探していて、いまだに特効薬はないのです。そのことの重みを忘れないでください。

原因８——大気汚染

大気汚染物質、二酸化窒素、オゾンは活性酸素を生成し、遺伝子を傷つけます。ということは、癌になりやすくしてしまうということにほかなりません。

大気汚染の心配のあるときには、できるだけ外出を控えましょう。車の通る道路沿いに住んでいる人は、敷地内に木々を植えて大気汚染を予防しましょう。アパートやマンションに住む人は、室内で観葉植物を育て、夜に二酸化炭素を吸って吐き出す植物の酸素を吸うようにしましょう。

大気汚染の害に注意をし、減らす努力をしましょう。

原因9――抗癌剤による二次性発癌

一般的に、癌の手術を行った後には、経口抗癌剤が投与されます。それは、癌の再発を防ぐためです。

しかし、１９９０年代に行われた胃進行癌についての調査で、抗癌剤を投与しなかったグループでは5年生存率が86％、抗癌剤を投与したグループは5年生存率が75％であることが分かりました。抗癌剤を投与しなかったほうが、５年生存率が高かったのです。

さらに、胃癌を手術したあと抗癌剤を投与された患者さんが、５年以上を経て肝臓癌、肺癌、血友病の二次性発癌を起こす率が、抗癌剤を投与されなかった患者さんの約2倍に達していることが分かりました。

これには、医学界が騒然としました。抗癌剤の投与によって、明らかに二次性発癌リスクが高まっていたからです。

私は、それ以前の１９９３年6月まで、癌の再発予防になると信じて、経口抗癌剤を使用していました。しかし、独自に研究して、癌患者さんに合う抗癌剤などないことに気づき、以降、抗癌剤は一切使わなくなりました。

現在も、現代医療と併存する漢方療法に特化しているので、自ら経口抗癌剤を処方することはありません。しかし、私の漢方治療は、現代医療と併存しているため、患者さんに経口抗癌剤を一切使用しないようにと言うことはできません。

ですから、経口抗癌剤を含むすべての抗癌剤の副作用を漢方療法によってできるだけ軽減させ、「副作用が強すぎるので、この抗癌剤を使い続けることはできない」という事態を起こりにくくしています。

摘出手術についても、手術の前から漢方療法を行うことによって、癌の病巣を小さくさせ、手術しやすいようにしています。

経口抗癌剤が二次性発癌リスクを高めている、ということが分かってから、もう30年近くたちます。抗癌剤は基本的には二次性発癌リスクを高めるものですが、漢方療法が広く取り入れられるようになり、また、経口抗癌剤にも副作用の少ないものが開発されているので、90年代のような「2倍のリスク」ではなくなってきています。しかし、できる限り抗癌剤は使わないほうがよく、使用するときには注意が必要です。

免疫力を高める「補剤」と、癌を攻撃する「攻剤」

漢方では、「人体の正気が不足し、邪気が上回り、陰陽が失調することによって」腫瘍が出来ると考えています。

その腫瘍を治療するということは、人体の抵抗力を強化し、病邪（癌、腫瘍）を攻撃するということにほかなりません。

そして、病邪（癌、腫瘍）を攻撃する漢方は、「攻剤」と呼ばれています。これは、いわゆる抗癌漢方薬です。

それに対し、免疫力そのものを高める漢方薬（＝補剤）としてよく知られているのは、補中益気湯、十全大補湯です。この漢方薬を構成している主な漢方生薬は、人参、白朮《びゃくじゅつ》、黄耆《おうぎ》です。人参、白朮、黄耆については、西洋医学でも免疫能力を改善するものとして認められています。

一時期、西洋医学（現代医学）の側から「漢方薬では癌は治らない」と言われたのは、「攻剤には遺伝子を修復する作用はない」ということを意味していました。しかしながら、西洋医学では治らない、余命３カ月などと宣告されていたステージ４の末期癌患者さんが、漢方治療により癌の進行が止まり、体力が回復してきているのは、1例や2例にとどまらない、紛れもない事実です。

ちなみに、次ページ写真の書籍は、攻剤漢方、すなわち抗癌漢方薬について書かれたものです。「漢方薬では癌を治せない」などと言っている人もいるなかで、次々と「抗癌漢方」の本が登場しているのです。

体質に合った漢方でなければ効果がない

さて、「攻剤には遺伝子を修復する作用はない」というのは、西洋医学のパラダイムのなかでのことです。西洋医学では、遺伝子が傷つき、それを修復できないときに癌が発生するということになっています。これは間違っていません。しかし、東洋医

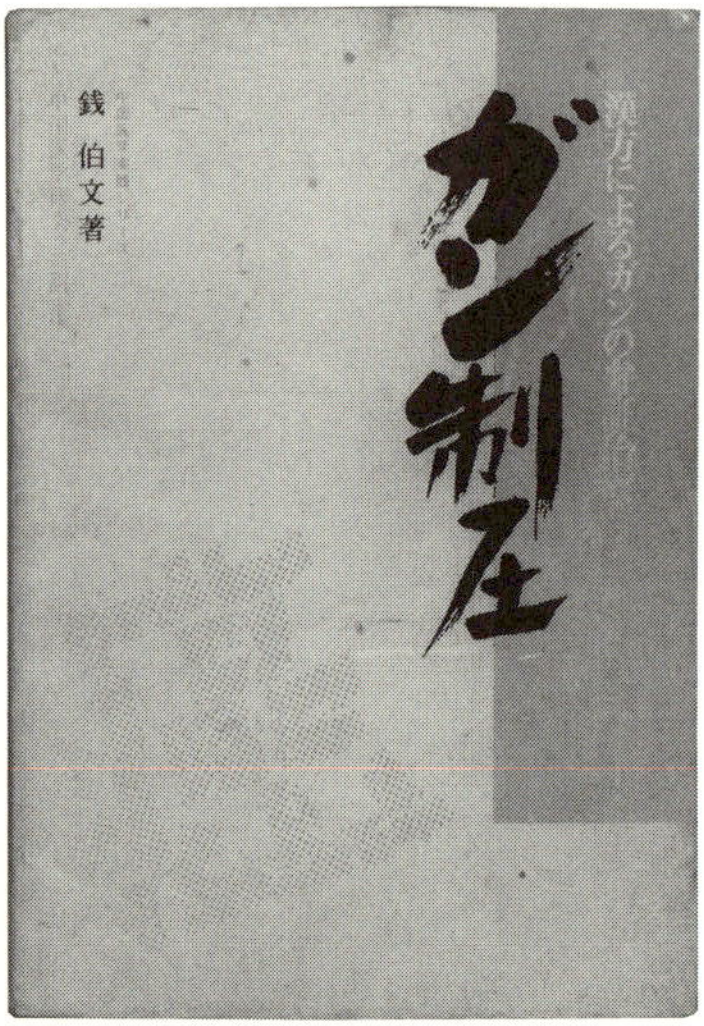

『漢方によるガンの弁証治療——ガン制圧』銭伯文著

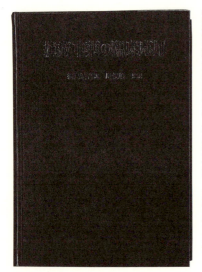

『抗癌中薬の臨床応用』福島清吾訳、川俣順一監訳

学と西洋医学とは、医学そのもののパラダイムが違います。

漢方では、「体質を改善することにより病邪を治す」のです。西洋医学の「遺伝子を修復する」は、あえていうならば、漢方の「体質を改善する」に相当するものです。実際に、漢方の補剤で免疫力を高め、漢方の攻剤で癌や腫瘍を叩くことによって、患者さんの体質が変わり、癌が治っています。補剤、攻剤ともに患者さんの体質にぴったり合い、患者さんを痛めつけていた癌にもぴったりと合ったとき、癌が治っているのです。

そのことは間違いのない事実ではあるのですが、しかし、西洋医学のように詳細に機序（仕組み、メカニズム）を述べることができません。また、どの患者さんに対しても同じ結果が出るというものでもありません。漢方の側からすれば、患者さんの体質は百人百様であるわけですから、すべての患者さんが同じ処方で同じ回復軌道を描くことのほうがおかしいということになります。

では、ここで、私が使用している抗癌漢方薬の一例をご紹介します（次ページ表）。

繰り返すことになりますが、漢方治療は患者さんの体質を見極め、症状を正確に把

抗癌漢方薬一覧表

漢方薬名	適　　応
辛夷《しんい》	鼻咽頭癌・子宮癌
升麻《しょうま》	子宮頸癌
魚腥草《ぎょせいそう》	喉頭癌・肺癌・膀胱癌・子宮頸癌・甲状腺癌
葛根《かっこん》	胃癌
黄柏《おうばく》	膀胱癌・大腸癌・肛門癌・子宮頸癌
梔子《しし》	鼻咽頭癌・肺癌・胃癌・膀胱癌・胆嚢癌
白花蛇舌草《びゃっかじゃぜつそう》	肺癌・胃癌・甲状腺癌・その他の癌
金銀花《きんぎんか》	膀胱癌
茵陳《いんちん》	肝臓癌・胃癌・大腸癌・胆管癌・膀胱癌
夏枯草《かごそう》	甲状腺癌・リンパ肉腫・鼻咽頭癌・乳癌・子宮頸癌
黄芩《おうごん》	鼻咽頭癌・肺癌・大腸癌・膀胱癌・肝臓癌・白血病
半枝連《はんしれん》	各種癌
牡丹皮《ぼたんぴ》	舌癌
大黄《だいおう》	食道癌・胃癌・大腸癌・膀胱癌

仙鶴草《せんかくそう》	胃癌・肺癌・大腸癌・肝臓癌・子宮癌
桔梗《ききょう》	鼻咽頭癌・喉頭癌・上顎癌・肺癌・悪性リンパ腫・甲状腺癌
半夏《はんげ》	胃癌・リンパ肉腫
猪苓《ちょれい》	肺癌・膀胱癌・大腸癌
意苡仁《よくいにん》	肺癌・食道癌・胃癌・肝臓癌・大腸癌・子宮頸癌・膀胱癌
黄耆《おうぎ》	各種癌患者で氣虚のもの
白　朮《びゃくじゅつ》	食道癌・胃癌・大腸癌・リンパ肉腫
人参《にんじん》	各種癌
柴胡《さいこ》	肝臓癌・膵臓癌・胆嚢癌・その他
三七《さんしち》（田七《でんしち》）	胃癌・肺癌・骨肉腫・子宮頸癌・大腸癌・卵巣癌
女貞子《じょていし》	子宮頸癌・卵巣癌・肝臓癌
天門冬《てんもんどう》	肺癌・大腸癌・乳癌・白血病
百　合《びゃくごう》	肺癌・乳癌
麦門冬《ばくもんどう》	鼻咽頭癌・肺癌・舌癌・胃癌
片仔黄《へんしこう》	肝臓癌
山豆根《さんずこん》	肝臓癌

握し、処方しなければなりません。そうしなければ効果が減少するばかりではなく、副作用が起きる場合もあるので、素人判断で勝手に服用しないようにしましょう。これは、とても大切なポイントです。

癌細胞の活動を加速化させているウイルスへの対抗策

次章からは、横内醫院の患者さんの漢方治療の実際をご紹介します。

私は、治療において、患者さんのなかでウイルスの働きがあるかないかを特に重視していますから、次章を読まれる方は、「なぜウイルスの働きの有無がそれほど大切なのか」と、疑問を持たれるに違いありません。

そこで、癌とウイルスについての私の見解をあらかじめ述べておきます。

癌の増殖を加速する大きな原因は、ウイルスと細菌であると私は確信しています。

これは、私独自の方法で確認した結果です。

単純性ヘルペスウイルスや帯状《たいじょう》疱疹《ほうしん》ウイルスには、西洋医学が開発した抗ウイルス剤があります。しかし、それ以外のウイルスに対しては、抗ウイルス剤はありません。癌ウイルスに対する抗ウイルス剤もないのです。つまり、西洋医学では、単純性ヘルペスと帯状疱疹以外のウイルスに対しては、特効薬がありません。

漢方の考え方では、ＥＰＡ（エイコサペンタエン）とＤＨＡ（ドコサヘキサエン酸）が、ウイルスに対して有効となっています。これは実際に有効です。ＥＰＡとＤＨＡは、ともに活性酸素の働きを抑制するスカベンジャーの働きをします。そのため、ＥＰＡとＤＨＡを体内に取り込んでおけば、活性酸素による細胞の破壊を防ぐことができ、癌になりにくくなります。

また、インフルエンザウイルスＡ型には、ＥＰＡとＤＨＡに加えて葛根湯を服用すると著しい効果を発揮することが分かりました。「風邪には葛根湯」と昔から言われていますが、これは確かなことです。

なぜここで葛根湯の効用を述べるかというと、葛根湯は、癌の抑制にも大きな効果があるからです。

インフルエンザウイルスＡ型には、癌細胞の活動を加速化させる働きがあります。

そのため、葛根湯によってインフルエンザウイルスA型を抑制すると、癌細胞の活動の加速化を抑えることができるわけです。

ちなみに、インフルエンザウイルスB型に対しては、葛根湯よりも麻黄湯のほうが効果が高いことが分かっています。

癌の増殖を加速する大きな原因には、クラミジア・トラコマティスもあります。クラミジア・トラコマティスは細菌であり、抗菌剤を投与したくらいでは殺せません。これに対抗するために、私は竜胆瀉肝湯《りゅうたんしゃかんとう》と桂枝茯苓丸《けいしぶくりょうがん》を併用し、さらにテトラサイクリン製剤、エリスロマイシン系抗生物質、クラリスロマシイン製剤などの西洋医薬を併用しています。

ウイルスに対して、合成ペニシリンのアモキシリン、サワシリンなどの西洋医薬を併用することもあります。

以上のことから、漢方薬と西洋医薬の併用が大きなポイントになっていることがお分かりいただけるかと思います。

第3章　5年生存で完治とみなされるのに、なぜ10年以上も横内醫院に通っているのか

大腸癌が肝臓に転移直後に来院し、足と眼も悪く、糖尿病もあったU・Oさん（69歳）〜約13年横内醫院に通い、ほぼすべての病気を治してしまい、いまは体調すこぶる良好

大腸癌の手術、抗癌剤治療を行ったが肝臓に転移

U・Oさんは、平成13年12月に便が細くておかしいと病院に行き、大腸癌であることが分かりました。それ以前に5年間もPET検査をしていたのですが、癌は発見されていませんでした。

翌、平成14年3月に手術を行い、その後に抗癌剤治療を行いました。それにもかかわらず、癌が肝臓に転移していました。CT検査でそのことが分かったのです。

驚いたUさんは、その足で横内醫院に来られました。その平成15年3月6日がUさんの横内醫院初診日になります。

Uさんが最初にかかった病院は東大病院です。担当医の東大教授からは「漢方では癌は絶対に治らないよ」と言われたそうです。

初診の日に横内醫院でパワーテストを行ったところ、癌の活動は認められませんでした。病院のＣＴ検査では、癌が肝臓に転移しているとのことでしたが、私のパワーテストでは、肝臓癌の活動は認められませんでした。

その後、ふたたび横内醫院に来院した４月14日に、ヘモグロビンＡ１ｃが８・３であることが分かり、５月22日に来院したときには、ヘモグロビンＡ１ｃ８・０であることが分かりました。６月23日に来院したときには、ヘモグロビンＡ１ｃは８・１だとのことでした。このとき漢方の処方を、安中湯に変えました。

その後、漢方の処方は「柴胡清肝湯、ヨ（※符号、以下同）、安中」に変え、さらに眼底出血をされたので「柴胡、桂枝茯苓丸《けいしぶくりょうがん》、安中湯」に変えたり、「柴胡、一（※符号、以下同）、当帰ノーマル、当＋ヨ（※符号、以下同）」に変えたりしました。

ヘモグロビンＡ１ｃとは、血管内でブドウ糖がヘモグロビンと結合している状態のものです。ヘモグロビンは赤血球のなかに大量に存在する蛋白で、酸素を身体の隅々にまで運びます。

赤血球の寿命はおよそ120日で、体内を巡りながらブドウ糖と結びついていくわけですが、ブドウ糖が多ければ多いほど、ヘモグロビンA1cも増えます。

そのことから、ヘモグロビンA1cを調べると、長期（約120日）の血管内のブドウ糖の状態が分かることになります。

ヘモグロビンA1cの基準値は4・3％～5・8％であるとされています。ヘモグロビンA1cが6・1％以上だと、ほぼ「糖尿病型」であると判断してよいことになっています。

Uさんのヘモグロビンa1c値は、8・3％だったり、8・1％だったりしたわけですから、かなり高い数値であったことが分かります。

平成16年1月15日。東大眼科で右結膜出血。マーカーCEA（消化器系癌の腫瘍マーカー）が上昇し、130になりました。

2月18日に来院したときは、体調は良いものの咳があり、結膜出血もしたとのことでした。ところが、東大病院では「この間の一連の患者さんの容体の変化はよく分からない」と言われたそうです。漢方の処方を、柴胡《さいこ》、桂枝茯苓丸《けいしぶくりょうがん》、二、一に変えました。

4月13日に来院されたとき、東大眼科で「眼薬を使っていないのに眼が良くなってきている」と言われたと聞きました。漢方の処方を「柴胡十二、ヨノ（※符号、以下同）」に変えました。

5月13日に、ヘモグロビンＡ１ｃは７・０に下がり、翌月には体調は良いものの視力が下がり、その翌月には東大病院でマーカーが上がったことが確認されました。

その翌月の8月4日には、右目の視力が下がり、東大病院で手術をすすめられましたが、すぐに返事をしないでいると、翌9月6日には右目が見えなくなり、すぐさま目の手術をするため入院されました。Ｕさんが入院中は、横内醫院には家族の方が代診（代わりに診察を受ける）されました。

右目を手術したことにより視力は良くなりましたが、新聞は読みにくかったようです。

病院での検査によって「癌が肝臓に転移している」とされて2年目になりますが、

癌の手術をすることはなく、平成16年は暮れていきました。

平成17年、肝臓転移癌の手術で肝臓の半分ほどを取る

明けて平成17年、体調に異常はなく、調子は良かったのですが、病院のCT検査では、肝臓に転移癌があり、やりたくはなかったのですが、手術をすることにしました。5月13日に肝臓転移癌の手術を行い、肝臓の半分ほどを取りました。今回は、手術後の抗癌剤治療はしませんでした。

それまで良かった体調が悪くなったため、それぞれの症状に合わせて漢方を処方しました。2、3カ月後に、体調は良くなってきました。

9月に入ると左目の視力が下がり、病院の眼科医師から「血管が切れた」と言われました。この時期、ヘモグロビンA1cは7・0のままです。

11月20日、左目の視力がさらに下がり、病院の眼科から手術をすすめられ、手術を受けました。その後、手術した左目以外の調子は良好です。

平成17年は暮れていきました。

平成18年、足をつる、ＥＤになる、風邪をひく……

平成18年になると、左目の視力が上がってきて０・６に。右目も視力は０・６あるが、視野が狭い状態です。

５月に運動不足で足がつることがありましたが、そのほかは調子が良く、やがて足もしっかりしてきて、よく食べるようになりました。

10月にＥＤ（勃起不全）になり、お腹が出てきましたが、体調は良い状態が続いています。11月に鼻風邪をひきましたが、ほどなく治りました。

その後、孫と一緒にお出かけになりました。お孫さんはとてもかわいいそうです。

平成19年、ヘモグロビンＡⅠｃが６・０、５・８に下がる

平成19年、体調は良く、良い正月を迎えることができました。

ヘモグロビンＡ１ｃが下がっていて、６・０から６・４を維持し続けています。これは驚異的なことです。

9月にMRI検査により、脳の血の巡りが下がっていることが分かりました。10月に入ると、ヘモグロビンA1cがさらに下がって6・0から5・8あたりを維持するようになりました。しかし、ときおり便が細いときがあり、心配していました。

平成20年、ヘモグロビンA1c6・0を維持、食欲あり

平成20年も、体調は良好。月に1回の割合で横内醫院への来院が続きました。ヘモグロビンA1cは6・0あたりを維持し、食欲も性欲もあるとのことですが、残念ながらEDのまま。右目の視野の狭いのも変化はありません。孫が二人になりました。とてもかわいいとおっしゃっていました。

平成21年、心臓にステントを3本入れる

病院の医師が、超音波検査の結果を見て「4年たつのだから、まあ」(肝臓への転移癌の手術をしてから4年たって、何もないのだから、まあ大丈夫)と言ったそうですが、それだけのことで、ほかには何も言わなかったそうです。

９月に心臓にステントを３本入れましたが、痛くも苦しくもなかったようです。ステントの動きを時々感じるようですが、以前とあまり変わりありません。

平成22年、心臓に入れたステントに動きがあるが異常なし

平成22年、調子がいい状態が続いていました。

心臓ステントに動きはありますが、異常ありません。

視野はあいかわらず狭いのですが、眼鏡を使用することにより新聞を読むことができます。

平成23年、マーカーが上がったがすぐに下がった

平成23年も体調の良い状態が続いていました。

東大病院の検査では、６月にマーカーが上がりましたが、７月になると下がりました。気になるのは眼だけとのことです。

平成24年、目の状態が依然として良くない

鼻風邪をひかれました。東大病院のマーカーは上がったり、下がったり……。しかし、4月になると風邪も治り、東大病院のマーカーは下がりました。

眼だけは依然として良くない状態が続き、外はまぶしく、室内は暗いと感じるそうでした。

眼科の医師は「良いネ」と言ったそうですが、確かに10月の時点では眼圧は下がっていました。12月になると眼圧は一定になり、視野がいちだんと狭くなりました。このとき腫瘍マーカーは下がりました。

平成25年、ヘモグロビンＡｌｃは７・０に、視野がさらに狭くなる

4月に横内醫院が入っているビルのエレベーター前が、暗いと感じたそうです。

6月に視野検査をしましたが、芳しくありませんでした。ヘモグロビンＡ１ｃは７・０に上がりました。

12月に入ったころ、電車に乗って座っても左の人が分からないことがあったそうで

す。視野が狭くなってきていました。

平成26年、調子の良い状態が続く

体調は良好、食事もおいしいが、視野の状態は昨年と変わりませんでした。眼科医からは特に説明はありませんでした。

11月、東大の肝臓内科の診察が終了となりました。

平成27年、「俺が弔辞を読むはずだったのに、いまも存在しているとは！」

1年を通して体調の良い状態が続きました。ヘモグロビンＡ１ｃも５・０～６・０ということで、一安心です。

2月にＰＥＴ検査をしましたが、どこも悪くありません。あえて言うならば、老年性の無呼吸症候群があるくらいでした。

所属しているロータリークラブの会長（医師）が、次のようなことを言ったそうです。

「俺が弔辞を読むはずだったのに、まさかいまも存在しているとは！」

平成28年2月、体調すこぶる良好

平成28年2月23日、来院されました。横内醫院に初めて来られたのは56歳のときで、いまは69歳になられますが、体調はすこぶる良好です。

Uさんは、大腸癌が肝臓に転移し、ヘモグロビンA1cが8・3もあり、右目が見えなくなり、足も悪かったのです。それが、癌については完治させてしまい、8・3もあったヘモグロビンA1cを5・0〜6・0（基準値は4・3％〜5・8％）にまで下げて糖尿病を治してしまいました。

横内醫院に通うようになって、現在で13年になりますが、癌はもちろん、気になるすべての病気を克服し、今とても元気で、楽しく、生き生きと暮らしておられます

このような患者さんをみるたびに、医師になって良かった、漢方治療を行うようになって良かったと、つくづく思います。

胃と食道との接合部に癌、上行結腸に癌が発見されたＺ・Ａさん（69歳）
〜約16年横内醫院に通うなかで、癌はもちろんさまざまなところを治してしまい、いまはとても元気

胃の上部に癌、上行結腸にも癌が発見され、その五日後横内醫院に

Ｚ・Ａさんが初めて横内醫院に来院されたのは、いまから16年前の平成13年10月４日でした。その年の７月下旬より、食事をしたときに胸がつかえていて、９月22日に胃カメラ検査をしたところ、胃の上部の食道との接合部に癌が発見されました。その１週間後の29日に大腸内視鏡検査をし、上行結腸にも癌が発見されました。

Ｚさんは、胃の上部の癌と上行結腸癌が発見された五日後に横内醫院に来院されたわけです。

横内醫院でパワーテストをした結果、いずれも陽性でした。

この日、以下の漢方薬を処方しました。

Dr．横内・半枝蓮湯、Dr．横内・桂枝《けいし》二越婢《にえっぴ》一湯《いっとう》加減《かげん》、十全大補湯、利（一）（※符号、以下同）。

手術の後、1週間ほどで来院

Zさんは、それから3週間もたたない10月22日に手術をしました。横内醫院での診察でも、癌は両方とも陽性だったので、手術をする決心がついたとおっしゃっていました。

手術をして1週間ほどたったころ、横内醫院に来院されました。パワーテストの結果、癌は陰性でした。

補中益気湯（補ノ）を処方しました。

平成14年1月4日～12月24日来院

食後に3、4回下痢をしたとのことなので、以下のものを処方しました。

補中益気湯（補ノ）、ラクボン（※符号、以下同）、真武湯《しんぶとう》。

食後の排便間隔が長くなってきたとのことなので、以下のものを処方しました。
補中益気湯（補ノ）、茯（－）（※符号、以下同）、茯苓飲加半夏、真武湯、小健
食べ過ぎると下痢になると言われるので、以下のものを処方しました。
小建ノ（※符号、以下同）
変化はないと言われるので、漢方薬を変えました。
紫乾ノ
１日に便を３～５回と言われるので、漢方薬を変えました。
ヨノ

平成15年～平成24年の経過

平成15年
食べ過ぎると気持ちが悪くなると言われるので、漢方薬を変えました。
小半夏
夜中に起きてトイレに行くことがあると言われるので、漢方薬を変えました。３月

3日のことです。この日から平成19年5月25日まで、四逆散のみとなります。

平成16年、風邪気味、右側胸部痛あり、パワーテストでは癌は陰性。

平成17年、大腸内視鏡検査をしたが、問題はなかった。

平成18年、大きな変化はありません。

平成19年
5月25日に来院され、体調がよいことを確認しました。食べ過ぎると気持ちが悪くなるのは、相変わらずのようです。

11月15日、お腹がいっぱいになると苦しいので食べるのを控えているとおっしゃるので、利（※符号、以下同）を処方しました。

12月14日、気持ちが悪いというのがなくなったそうです。同じく利を処方しました。

平成20年
6月6日、下痢が以前のように「ひんぱん」から「たまに」へと変化したそうです。漢方薬の利は変わりません。

11月21日、鼻風邪をひかれたそうです。それまでは、食べたときに肋骨（左）が痛くなっていたのですが、それがなくなったそうです。利と小青龍湯を処方しました。
平成21年
10月1日、病院で検査を受けましたが、問題はなかったそうです。ご本人も順調だとおっしゃっていました。利を処方。平成21年10月1日～24年6月26日まで、約2年8カ月間、利のみとなります。
平成22年
4月15日、つかえは全くないとのこと。
9月28日、食後に気持ちが悪くなるが、トイレに行けば大丈夫。
平成23年
5月24日、貧血が起きる。食欲はない。
6月21日、食欲が少し出てくる。病院で検査。造血剤（6月11日）。
12月13日、たまに吐き気。奥さんに隠れてお酒を飲んでいることが分かりました。
平成24年
2月3日、吐き気はなくなってきたそうですが、食欲はあまりありません。

3月2日、階段を降りるときに転びました。貧血の症状が出てきました。

3月30日、たまに吐き気。貧血はない。

6月26日、たまに吐き気がある状態が続いていますが、唾液を吐くと楽になることが分かりました。

平成25年〜28年の経過

平成25年
2月20日に入院したとの連絡ありました。
急性の胆石で、抗生剤を使用して、25日に手術をしました。補ノを処方しました。
この日より28年2月12日までの約3年間、漢方薬の処方は補ノのみとなります。
10月17日、たくさん食べても気持ちが悪くならないとおっしゃっていました。
平成26年
2月26日、病院で血液検査をしたそうですが、問題はありませんでした。
5月28日、お酒を3〜5合も飲んでいることが分かりました。念のためにパワーテストを行いました。その結果、やはりお酒は不適合であることが分かりました。

９月19日、食欲がなく、吐き気が多くなったそうです。

11月17日、食べ物を見るだけで吐き気がするそうです。

平成27年
２月18日、意識を失って倒れたそうですが、30分ほどで回復したそうです。

５月11日、相変わらず酒を飲んでいるそうです。私は、牛乳もパンも良くないと指導しました。

乳製品は、牛が食べる穀物に混ぜられている化学物質に大きな問題があります。それらは微量であるとはいうものの、牛が食べることによって「生物凝縮」され、有害物質に転化し、乳とともに排出されると、私は見ています。

パンは、塩もバターも多く使われていて、最近はグルテンも良くないと言われています。パンと牛乳は、私たちの世代は学校給食からの長いお付き合いになりますが、そのことによる「食の欧米化」と癌の罹患率の上昇とは軌を一にしています。みなさんもよくお考えになるべきことです。

7月7日、尾《び》てい骨を打ち、その後から気持ちが悪くなったそうです。そのさなかに、トイレで一瞬気を失ったこともあったそうです。脳神経外科を受診するように伝えました。

11月20日、市電のなかで倒れたそうですが、排便することによりよくなったそうです。

平成28年

2月12日、あいかわらず食べ過ぎると気持ちが悪いそうです。

私独自のパワーテストの結果、胃、食道、大腸ともに癌の活動はありません。

Z・Aさんが、胃の上部と上行結腸の癌で横内醫院に来られたのは、16年前、53歳のときでした。平成28(2016)年で、69歳におなりですが、癌はもちろん、いろいろなところが良くなってきていて、基本的には体調良好で、日々元気に過ごしておられます。

膵臓内腫瘤、慢性膵臓炎で、膵臓癌の疑いもあり、黄疸の症状もあり、白斑が出来、顔がガサガサになり、体に湿疹が出来たりのL・Tさん（52歳）。
〜約15年通院することにより、それらがすべて改善され、いまは元気！

平成12年6月6日初診〜12月までの経過

平成12年6月6日初診。

L・Tさんは、神奈川県在住の52歳。魚よりも肉のほうをよく食べ、乳製品もよく食べると言います。酒は飲みませんがタバコは吸うとのこと。

1年くらい前に胃痛があり、近くのクリニックで内視鏡検査をしたところ、胆管がつまっているとのことでした。黄疸の症状があり、尿は濃く、便は白色が混じっていました。

川崎市立井田病院に入院し、バイパス手術を受けました。

横内醫院でのパワーテストの結果、膵臓癌の活動は陽性でした。漢方は、半（※符号、以下同）、安、龍胆、牛を処方しました。

7月11日来院。

調子良いとのこと。パワーテストの結果、膵臓癌の活動は認められませんでした（陰性。マイナス）。漢方の処方が、十（※符号、以下同）、ヨ、安に変わりました。

8月8日来院。

調子は良いとのことで、疲れはなく食欲もアップしていました。漢方の処方が、さらに十、ヨに変わりました。

9月21日来院。

辛いカレーを食べたら、胃がムカムカしたそうです。漢方の処方を、十、ヨに変えました。

10月17日来院。

体調は良いが、2週間前から全身に湿疹が出来たそうです。パワーテストの結果、カンジタの感染はプラスでした。漢方の処方を、十、ヨ、茯、荊芥に変えました。

11月21日来院。

下肢にむくみがあり、皮膚にカブレが出来ていました。漢方の処方を、十、ヨ、茯、荊芥、五苓、白朮に変えました。

12月26日来院。

前回と同じ症状。漢方の処方も前回と同じ。

平成13年1月～11月の経過

平成13年１月30日来院。

カブレがひどくなり、色が抜けてしまいました。漢方の処方を、十、ヨ、黄連、荊芥、柴胡、半夏に変えました。

３月６日来院。白斑が出来ました。漢方はヨとロ（※符号、以下同）。

４月10日来院。

白斑が赤くなってきました。横内醫院でのパワーテストの結果、カンジタはプラスでした。

漢方は引き続きヨとロ。

5月15日、6月20日来院。白斑は少し良くなってきました。漢方は引き続きヨとロ。

7月31日来院。元気ですが、白斑はまだ残っています。漢方は引き続きヨとロ。

9月4日来院。元気ですが、白斑がまだ残っていて気になります。漢方はヨと十に変えました。

10月23日、11月27日来院。白髪が黒くなってきました。漢方は引き続きヨと十。

平成14年1月〜平成15年1月の経過

平成14年1月15日来院。パワーテストの結果、カンジタはプラスでした。

1月29日来院。
2、3日前から急に顔がガサガサしてきました。食欲がすごくあります。また白斑が出来ました。先々週のゴルフのスコアは98。
漢方は、ヨ、十、十味、黄解を処方。

3月5日来院。

食欲はすごくある。顔のガサガサは落ち着いてきた。

漢方は、ヨ、十、茯を処方。

4月9日来院。漢方を、ヨ、茯、乾姜に変えました。

5月14日来院。白斑が気になります。漢方は前月と同じ。

6月18日来院。元気です。漢方は、黄、桂加に変えました。

7月23日、8月27日来院。

手と口のまわりにまだ白斑があります。体調は良く、ゴルフのスコア94、95。

漢方は、黄、人に変えました。

10月1日来院。体調は良い。漢方は、黄、茯に変えました。

11月5日来院。口のまわりと体に白斑があります。漢方は、ヨ、乾姜に変えました。

12月10日、平成15年1月21日来院。

下顎まだ白斑が残っています。カンジタ感染は、やはりプラスです。漢方は、当（※符号、以下同）、＋＋四に変えました。

平成15年4月1日～平成16年12月2日の経過

平成15年4月1日来院。

だいぶ良くなってきたが、アマルガム（歯の詰め物に含まれる水銀）の影響があるようです。

漢方は、十ノ、十+茯に変えました。

5月13日、6月17日、7月22日来院。

歯科用のアマルガムの取り除きと付け替えに、3カ月かかると言われたそうです。

漢方は、十、十+乾姜に変えました。

10月14日来院。パワーテストの結果、カンジタ感染がマイナスになりました。漢方は、十、十+乾姜。

11月18日来院。髪が黒くなってきました。漢方は、十、十+乾姜。

平成16年1月6日来院。入れ歯を調整し、疲れなくなったとのこと。漢方は、十、十+ヨ、葛（粉）。

2月17日、3月23日、4月27日、5月25日、6月22日、7月20日来院。

歯を治療しました。タバコをやめたせいか、すこぶる体調が良いようです。ゴルフのスコア96です。

漢方は葛（粉）を減らして、十、十+ヨとしました。

8月3日、9月7日、10月19日、11月16日、12月2日来院。

歯を1本抜きました。元気な状態は続いています。

漢方は、十のみとしました。

平成17年1月25日～12月6日の経過

平成17年1月25日来院。

体調は問題なく良い。体に湿疹が出来ました。

漢方は、二（－）、二+桂姜、二+補に変えました。

3月1日来院。

基本的には元気だが、2日前から風邪なのか寒けがする。膀胱炎のような症状もありました。

漢方は、十ノのみに戻しました。

4月19日～12月6日まで、ほぼ毎月来院。元気な状態が続く。

平成18年～平成22年までの経過

平成18年2月21日～12月12日　ほぼ毎月来院。元気な状態が続く。漢方は十ノのみ。

平成19年1月23日～12月18日　ほぼ毎月来院。元気な状態が続く。漢方は十ノのみ。

平成20年1月22日～12月28日　この年の8月から来院は3カ月に1度に。十ノのみ。

平成21年～平成22年（2年間）　3カ月に1度来院。元気な状態が続く。十ノのみ。

平成23年以降の経過

3月22日来院。

5日前から右腋窩《えきか》（脇の下）に、ポツンとできもの。それを掻《か》いたので、左後頸部から上半身にかけて湿疹が出来た。

漢方は、黄解ノ、ヨノ。

12月17日来院。

基本的には元気ですが、少し風邪ぎみ。

漢方は、桂棗。これが漢方処方の最後であり、以降、Lさんに漢方を処方することはありませんでした。

平成24年は2回の来院。4月11日、12月6日来院。電磁波ブロッカーを送る。

平成25年は2回の来院。パワーテストによると、膵臓癌の活動は見られない。チェックのみで漢方の処方はありません。

平成27年4月20日、連絡がとれて元気であることが確認できました。

L・Tさんは、膵臓内腫瘤があり、慢性膵臓炎で、膵臓癌の疑いもあり、胆管がつまっていて黄疸の症状もありました。それに、白斑が出来、顔がガサガサになり、入れ歯の調子も悪く、体に湿疹が出来たり……。それらが、横内醫院に平成12年6月から約15年通院することにより、すべて改善され、白髪が黒くなったりもして、漢方療法は卒業されました。電磁波ブロッカー（電磁波をブロックするためのものです）もお送りしましたので、そろそろ横内醫院の治療を卒業される時期だと思います。

治療は卒業されても、肉も乳製品もよく食べておられ、タバコもお吸いになっているわけですから、癌に罹患する可能性はあります。年に1度は横内醫院を受診することをおすすめしました。

卵巣嚢腫で来院後、赤ちゃんが出来て「卒業」したJ・Nさん（44歳）～11年後に後腹膜腫瘍が肝臓に転移するも、手術しないで根治

不妊と卵巣嚢腫で来院

J・Nさんの初診は、平成12年9月14日です。不妊と卵巣嚢腫《らんそうのうしゅ》（以下「卵巣のう腫」）で来院されました。このときの卵巣のう腫は右卵巣にあり、4～5センチほどでした。

パワーテストにより、クラミジア・トラコマティス、トロンボキサンB2、アセチルコリンのいずれも陽性でした。

不妊治療を始めたのは平成11年6月からであり、そのときに卵巣のう腫が見つかったようです。

手術をすすめられましたが、かつて平成８年に左の卵巣を手術し、まだ調子が悪いので、右の卵巣の手術はしたくない。なんとかならないかということでした。

初診時に以下の漢方を処方しました。

二、乾姜、芍薬、茯。

翌10月19日、２回目の来院

パワーテストにより、トロンボキサンB2は陰性、クラミジア・トラコマティスは陽性でした。漢方は初診時のものをそのままに。以降、平成13年8月までの10カ月ほどの間に、８回来院されました。

漢方薬は、卵巣のう腫が４・５センチと変化がなく、クラミジア・トラコマティスが陰性であったときに、ヨと茯に変えました。

さらに、体調が良く風邪をひかなくなったが、指先は冷たい、足は冷えないということを踏まえて、ヨのみとしました。

その後、低温の感じが続き、左胸が張っている感じがあり、四日間不正出血があったということを踏まえて、当のみとしました。

左胸の張りはまだ残っているものの、不正出血はなくなり、足の冷えも良くなってきているということを受けて、茯のみとしました。

また、不正出血があり、高温期が続き、アデノウイルスが陽性となったので、茯に葛根湯を加えました。ほどなく体調が良くなりました。

赤ちゃんが出来て卒業

7月24日以降生理がなく、妊娠したようです。漢方は芍薬のみとしました。11月2日、12回目の来院時、赤ちゃんはダメだったと分かり、10月5日に手術したそうです。

2週間ほど出血が続いたものの、現在体調は良いとのことでした。漢方はお休みしました。

12月に13回目の来院。生理は少し重かったが体調はいいとのことでした。芍薬を処方しました。

明けて１月16日。主治医は、ＨＣＧ（性腺刺激ホルモン）はプラスだが、まだ着床しにくいといわれたそうですが、妊娠したようです。漢方は茯を処方しました。

２月20日に15回目の来院。超音波で赤ちゃんを確認できたと、うれしそうに報告されました。この日は診察のみで、漢方の処方はしませんでした。

赤ちゃんが出来て、卒業です！


11年後再び来院、後腹膜腫瘍が見つかり、肝臓に転移している

Ｊ・Ｎさんに赤ちゃんが出来てから、11年ほどたった平成25年３月７日、再び来院されました。11年ぶり、16回目の来院です。

人間ドックで後腹膜腫瘍が見つかり、肝臓に転移していて、手術をすすめられていたそうです。胃もたれがする感じはあったものの、そのほかにこれといった自覚症状がなかったので、驚いているようでした。

パワーテストを行った結果、細胞の癌化に密接なRａｓ、Fａｓともに陽性でした。ヘルペス、アデノウイルスも陽性でした。半ノ、補（一）、四（二）を処方しました。

3月13日と18日に精密検査を行い、その結果、癌ではないと言われたそうです。それならば、手術をしないで様子を見ましょうということになったのですが、25日にMRI検査を行い、11センチの血管筋脂肪腫瘍が見つかりました。

Jさんは、その足で横内醫院に来られたので、3月に16回目と17回目の2度の来院となりました。この日は、すでに3月分の漢方薬は渡してあるので診察のみとなりました。


4月5日（18回目）、5月8日（19回目）の来院

4月5日、18回目の来院です。前月と変わったところはなく、経過観察となりました。漢方は、半ノ、補（一）、四（二）の3種類を処方しました。

5月8日、19回目の来院です。

朝になると手足がこわばり、しびれがありました。Ｒａｓ、Ｆａｓが陰性に変わっていました。しかし、ヘルペス、アデノウイルス、帯状疱疹、クラミジア・トラコマティスいずれも陽性でした。

漢方を以下のものに変えました。５月～10月まで漢方は同じ組み合わせです。風邪をひいた８月のみ麦（※符号、以下同）を足しました。

ヨノ、朮（一）。

20回～24回の来院、腫瘍の大きさは変わらず

６月７日、20回目の来院です。がんセンターで腫瘍の大きさは変わらないと言われたそうです。左足、手のしびれが１週間続きましたが、歩いて頸を動かすようにしたら落ち着きました。

７月12日、21回目の来院。クーラーをつけたら、首、背、お尻にしびれが出たそうです。クラミジア・トラコマティスが陰性に変わっていました。

８月８日、22回目の来院。

風邪をひき、近所のクリニックで処方された風邪薬を飲みました。ガラガラ声がしばらく続きました。

9月13日、23回目の来院。あまり変化はありません。生理が2週間ありました（いつもは1週間）。

10月18日、24回目の来院。市の健康診断で、子宮も問題はないといわれたそうです。生理が通常の1週間に戻りましたが、冷えは続いています。アデノウイルスはマイナスになりました。

25回～30回目の来院、CT検査の結果は「変わらず」

25年11月14日、25回目の来院。寒くなり、冷えがひどくなりました。漢方を、ヨノ、ヨ＋当に変えました。

12月20日、26回目の来院。CT検査を受け、「変わらず」と言われたそうです。冷えがだいぶ良くなってきました。漢方は前月と同じ。

26年1月20日、27回目の来院。すこぶる元気です。漢方はヨノのみに（2月、3月も同じ)。

26年2月20日、28回目の来院。人間ドックに入ったが、異常はなかったそうです。

26年4月30日、30回目の来院。指先のしびれあり。咳は出ない。階段をのぼったとき、動悸がしたそうです。アデノウイルスが陽性に変わっていました。

平成26年6月〜平成28年2月

平成26年6月5日、31回目の来院。動悸、しびれはなくなってきていて、子宮から大量に出血したそうですが、パワーテストの結果、癌については陰性。ヨノ、芎帰(粉)を処方。

7月3日、32回目の来院。ＭＲＩ検査により内膜から出血していると判明。漢方をヨノと茯ノに変えました(以降10月まで漢方はこの組み合わせ)。

8月18日、33回目の来院。8月1日から5日まで入院し、内膜細胞診を行い良性と判明しました。出血は減り、体調は楽になりました。

9月18日、34回目の来院。生理の量が多い。アデノウイルスは陰性です。

10月27日、35回目の来院。生理が1日か2日で終わってしまったそうです。食事はおいしく食べているとのことです。

12月2日、36回目の来院。生理の調子が戻ったそうなので、漢方はヨノのみに。

平成27年1月9日、37回目の来院。楽しくお正月を過ごすことができたそうです。

このころ、多摩医療センターで癌の生検を行いました。結果は、異常でした。

漢方はヨのみに。この年の7月まで同じです。

2月16日（38回）、体調も生理も良い。

5月1日（39回）、元気。体癌の検査をしたが大丈夫。

6月2日（40回）、元気。

7月9日（41回）、元気。生理も落ち着いている。

8月2日（42回）、生理遅れる。腰痛あり。このときのみヨノ、励ヨノ。

9月24日〜12月3日（43〜45回）、調子良い。生理は順調。

平成28年1月15日（46回）。半年に1回の病院の健康診断で「ＯＫ！」が出ました。

医師が「大きさは変わっていない！」と。婦人科でも「大丈夫ですよ！」

２月19日（47回）元気そのもの。

Ｊ・Ｎさんは、そろそろ２回目の卒業でしょうか。

後腹膜腫瘍、肝臓への転移、11センチの血管筋脂肪腫瘍も根治できたようで、本当に良かった！

湿疹が大きくなって有棘《ゆうきょく》細胞癌に。右乳房にシコリがあり手術したＡ・Ｕさん（80歳）〜最近はどこも悪くない

Ａ・Ｕさんの初診は平成19年６月12日です。初診当時は71歳でしたが、現在は80歳です。本章のなかでは、Ａさんのみ、足かけ10年の通院歴になります。ほかのみなさまは、すべて10年以上の通院です。

15年前からメバロチン系の降圧剤を飲んでいて、３年前に右大腿部に淡茶色の湿疹が出来ていました。その湿疹のあるところを、18年10月に家具の角にぶつけ、湿疹がどんどん大きくなり、有棘《ゆうきょく》細胞癌との診断を受け、同年11月28日に手術となりました。

その翌年の19年1月24日に病院の先生に診てもらったところ、癌の転移はないようで、大丈夫だといわれました。

便秘がちで、左耳に耳鳴りがあり、両足ともにしびれがあり、胃腸は弱く、よく頭痛がし、寝つきが悪く、不安症もありました。

初診時に、二(-)、二+ヨ、二+抑、ラクボンを処方しました。


平成19年7月9日（2回目）～同年10月22日（6回目）

2回目の来院時に大腿の内側が痛いとおっしゃるので、ボルタレンを増やしました。ボルタレンを増やしたのは2回目だけで、そのほかは初診時と同じものを6回目まで処方しました。

2回目の来院時に不安で仕方がないと言われたのですが、お母様がお亡くなりになり10キロも痩せてしまわれたこととも関係があるようです。

手足の湿疹が増え、心身症の治療をしました。

足の裏に魚の目が出来たので、皮膚科へも行きました。

足の血流が悪く、足が温かいのか冷たいのか分からないと言っていました。


平成19年11月19日（7回目）～20年8月18日（17回目）

平成19年11月19日（7回目）から20年1月11日（9回目）までは、当（一）とラクボンを処方しました。

お腹がすいて仕方がなく、左手にしびれがあり、下肢も痛くてしびれることもありました。

左手のしびれが、左肩から左上腕にまでひろがり、ピリピリすることもありました。寝つきは良くなりました。

右乳房に3・5～4センチの腫瘍が出来たのですが、当醫院でパワーテストを行った結果、マイナスでした。

病院で超音波検査をしたそうですが、異常は見当たりませんでした。不安症、頭痛は相変わらずですが、膝痛は減り、胃腸の調子も良くなりました。この間の血圧は上が１４０〜１４６、下が80〜84です。７回目から17回目まで、漢方の処方は次のとおりです。

７〜９回目……当（－）、ラクボン

10回目……当（－）、ラクボン、ウズ２

12回目……抑（－）、ラクボン、ウズ２

13回目……抑（－）、加味逍遙散

15〜16回目……抑（－）、茯（－）

17回目……抑（－）

平成20年９月17日（18回目）〜22年２月17日（35回目）

眼がフラフラ、頭がフワフワするが、脳ＣＴ検査の結果は「異常なし」でした。左上腕のしびれはあいかわらずで、そのうえ頚椎症のしびれが加わりました。左半身がおかしい。特に歯と足。脳梗塞が気になりました。

右膝が痛くなりました。食欲はあり過ぎるほどです。右肩脂肪腫、右膝脂肪腫、右乳房繊維腫、それぞれ陽性でした。
喉が痛く、鼻花粉症のようです。いつも何か具合が悪いようでした。
病院で血圧を測ると160／100でした。降圧剤を飲んでも138／80以下には
なりません。「降圧剤を飲まないと、ひっくり返りますよ」と医師に言われたそうです。
右口唇にシコリがあることに気づきました。大きさは小豆ほどです。
漢方の処方は、以下のようになりました。
18回目……抑（一）、呉茱萸湯《ごしゅゆとう》
19回目……抑（一）、加龍骨
20～24回目……抑（二）
26回目……抑（一）、ボ（一）
27回目……抑（一）、ボ（一）、大黄甘草
28～29回目……抑（二）
30回目……抑（一）、五虎湯
31回目……抑（一）、

33回目……抑（－）、黄解
35回目……抑（－）、葛根加朮附湯《かっこんかじゅつぶとう》

平成22年3月17日（36回目）～23年2月22日

22年3月、右乳房にシコリ（4×5センチ）が出来ていることに気づきましたが、切りたくはない。横内醫院のパワーテストの結果はマイナスで、癌の活動は認められませんでした。

同年6月、右乳房のシコリが大きくなりました。4・5×5・5センチほどです。この時期、降圧剤は飲んでいません。

同年7月、パワーヘルスに2月から15回通いました。腫瘍がさらに大きくなって、7・5×6・0センチくらいに。

同年8月、手術は不可能といわれました。乳房痛はあるが、病院では、「痛いのはわれわれと関係ない」と言われたそうです。

重粒子治療、抗癌剤のゼローダ、エンドキサンの使用に、私は反対しました。

Ａ・Ｕさんが手術をお願いしても、病院の担当医は「ダメだ」とのこと。この８月の時点で、腫瘍は７・５×７・０センチに増大していました。

同年10月、腫瘍は８・５×７・０センチに増大しました。大きくなって破けるのではと、ビワ灸を行っているとのこと。

同年11月、腫瘍は９・０×８・０センチに増大。固くなり、ピリピリと痛い。

同年12月、腫瘍は10・５×10・０センチに増大。

23年１月、腫瘍は11・５×10・０センチに増大。Ａ・Ｕさんの担当医は、手術は「ダメだ」とかたくなに言い張るので、私が知人の医師に手術を頼みました。主治医がどうしてもダメだというときに、私がこのようなことをすることもあります。

Ａさんは、翌月の２月15日に入院し22日に手術。

この間の漢方の処方は、以下のとおりです。

36～39回目……抑（一）

40回目……抑（一）、ヨ（一）

41回目……前月の漢方がまだ残っていたので、ボルタレンのみ。

42回目……ヨ（－）、ボ（－）
43～44回目……ヨ（－）、ボ（－）、ボルタレン
45～47回目……ヨ（－）、ヨ＋二（－）

平成23年3月30日～平成24年3月13日（48～60回目）

私が紹介した医師はとても良かったとAさんは言ってくれました。入院生活も楽しいものだったようです。手術をした翌月から3カ月続けて来院されましたが、とても元気でした。

術後5カ月の23年7月に、手術後の合併症として発症する創痛がありました。この創痛は、24年3月までの7カ月間続くことになります。

首が凝っていると感じ、正座して立ったとき足がしびれる。しかし、歩くときはなんともないそうです。足のしびれは、24年1月から2月まで続きます。

24年1月に病院で検査をし、どこも悪くないという結論になりました。

病院の腫瘍科の医師3人がこの経過を見て、「僕たちも勉強します」と言ったそう

です。

漢方の処方は、48～60回目は、ヨ（一）、ボ（一）でした。ただし、49回目と54回目は、ヨ（一）、ボ（一）に葛根加朮附湯《かっこんかじゅつぶとう》をプラスしました。


平成24年5月14日～平成28年2月16日（61～75回目）

右眼まぶたが痒《かゆ》いので、掻いたら膨張しました（61回目）。十味、タリビット点眼。

右眼、額、カサカサ（64回目）。レスタミン軟膏。

まだ腫れて気になる（65回目）。ヨ（一）、ボ（一）、黄解。

私は、大丈夫「がんもどき」ですから、と伝えました（71回目）。ヨ（一）、ボ（一）。

娘さんが妊娠8カ月のときに腹痛。慶應病院にいくが原因不明。

助産婦の五味先生に診てもらったら、治ったそうです（73回目）。抑、茯。

手が真っ赤になり、皮膚が気になります。顔が熱くなって痛いような感じ。皮がボロボロに（平成26年2月15日。74回目）。

近くの漢方薬局で「温清飲」を求め飲んだとのこと。良くないことですと私は言いってています。

最近は健康診断をしていないとのこと。火〜金は、Aさんがお孫さんの弁当をつくりました。ヨ（－）、茯を処方。

体が緊張して夜眠れない。血圧の上が180〜170もある。今年の暮れに、久しぶりに検査をしてもらおうと思う、とのこと（平成28年2月16日。2年ぶり75回目の来院）。このときは、加龍骨、茯を処方。

A・Uさんは、平成19年6月から28年2月まで、足かけ10年の横内醫院への通院になります。初診当時は71歳でしたが、現在は80歳です。いつも、体のどこかしらがおかしい状態が続いていますが、お孫さんのお弁当をつくるなど、活動を続けておられます。徐々にですが、良くなってきていると感じています。

漿液性腺癌と診断、子宮全摘出したP・Lさん（74歳）
～手術後に腿骨、腰椎、肋骨に転移するも、フィットネスを始めるほど元気に

初診時までの病態の概要

平成12年5月、腰痛で近くのクリニックを受診。そのとき内科で病気が発覚。同年9月26日、漿液性腺癌との診断により、両側付属器切除術で子宮全摘出。手術の後は抗癌剤治療を行う。

同年11月1日に右上腕骨痛で整形外科を受診して、右大腿骨、腰椎、肋骨に骨転移していることが分かる。放射線治療を受ける。

初診時55歳、現在74歳。

平成13年2月17日初診～12月

平成13年2月17日初診。これまでの病気の概要を伺いました。
漢方は、半、龍胆瀉肝湯、柴桂、当を処方。

3月7日来院。

右腕に物を持ったときに腰痛があるが、仰向けに寝ることはできるそうです。

漢方の処方を、二、十、ヨに変えました。

4月11日来院。

左の頭が気になるとのこと。

漢方の処方を、二、十、ヨ、エパデールに変えました。

5月18日来院。

まわりのみんなに「病気じゃないみたい」と言われるが、ササッと歩けません。夜、布団を直すこともできません。右横になって寝ることもできません。

漢方の処方を、牛、エパデール、海馬補腎丸に変えました。

6月21日来院。

左上肢、肩までしかあがりません。足もあがりません。左下肢部に痛みがあります。

漢方の処方を、牛、エパデール、海馬、二朮湯に変えました。

7月26日来院。

まだ手をあげることができません。それでも、箱根湿生花園を歩かれたそうです。
漢方は前回と同じ牛、エパデール、海馬、二朮湯を処方。
８月23日来院。
手がまだ痛い。しかし元気になってきました。漢方は前回と同じ。
９月27日来院。
左下腹部から左下肢大腿にかけて痛みがある。漢方は前回と同じ。
10月25日来院。
左下肢大腿に痛みがあり、朝方は特に痛みが激しい。左腋にも痛みがある。
漢方の処方を、牛、エパデール、海馬、二朮湯、サフランに変えました。
11月26日来院。
手と腰に痛みがある。
漢方の処方を、朮、サフラン、ウズ、エパデール、海馬に変えました。
12月21日来院。
心窩部《みぞおち》に空腹時に痛みがあり、左上腹、大腿にも痛みがありました。

漢方の処方を、朮、茯、エパデール、海馬、平胃散、葛根湯に変えました。

平成14年4月～11月

平成14年4月3日来院。

世界一周旅行に行ってきたそうです。左下腹部から左下肢大腿に痛みがありました。

漢方の処方を牛に変えました。

5月2日来院。

左下腹部奥に痛みがあります。右大腿にも時々痛みがあります。

漢方の処方を牛、ウズ（※符号、以下同）に変えました。

6月6日来院。

特に変わりはないとのことで、元気そうです。

漢方の処方を黄（※符号、以下同）に変えました。

7月12日来院。

特に変わりはないとのことで、元気そうです。

漢方の処方を、柴胡桂枝乾姜に変えました。

８月23日来院。

この月のはじめにバリアフリーマンションに引っ越したそうです。前胸部がキューッとしたことがあったそうです。

漢方の処方を、柴桂、柴朴湯に変えました。

10月11日来院。

電車で長く座っていると腰痛になるそうです。午前10時から12時まで働いています。

漢方の処方を、柴桂、黄解に変えました。

11月28日来院。

腰痛がまだ治りません。漢方の処方を当（※符号、以下同）に変えました。

平成15年１月～12月

平成15年１月９日来院。

風邪もひかずに元気です。漢方の処方を、当、ウズ２に変えました。

2月20日来院。

1月末、右腰に変な痛さがありましたが、今は大丈夫とのこと。鼻、眼に花粉症と思われる症状がありました。

漢方の処方を、柴桂、五虎湯に変えました。

3月15日来院。

左肘が痛くて不安のご様子。

漢方の処方を、二(一)、ウズ2、葛根湯、五虎湯に変えました。

4月3日来院。

まだちょっと痛いそうです。上顎にC7(アルコール性肝障害)の症状がありました。漢方の処方を、柴桂、葛根湯、五虎湯に変えました。

5月15日来院。

たまに左肘が痛むそうです。口腔内のアマルガムを除去するように言いました。アマルガムは、歯の詰め物に使われている物質です。水銀中毒や金属アレルギーを引き起こす危険性があります。

漢方の処方を、ボ（※符号、以下同）に変えました。

６月26日、８月18日来院。

スイスに行ってきたそうです。それでも足腰が痛くなることはありませんでした。しかし、時々ふーっと気持ちがどこかに行ってしまうことがあるそうです。気持ちがどこかに行ってしまったあとは、決まって汗をかくとのこと。朝夕時々そのようなことがあるそうです。

漢方の処方を、ボ、五令散に変えました。

９月29日来院。

これといった悪いところはありません。漢方の処方を、ボに変えました。

11月12日来院。

元気ですが、午前中の２時間の勤めがコンピューターによるストレスをもたらすようでした。前胸部がキューッとすることがありました。

漢方の処方は前回と同じでボのみ。

12月26日来院。

基本的には何ということもない。左肘が時々痛くなったり、右前腕が痛くなったりするとのこと。腰痛も時々ありました。

漢方の処方はボのみ。

平成16年2月〜12月

平成16年2月13日来院。

特に心配なところはありません。漢方の処方はボのみ。

3月26日来院。

左腰〜臀部〜膝が痛い。左目、飛蚊症（糸くずやゴミのようなものが見える）のようです。漢方は、ボ、ウズ2、八味丸料に変えました。

5月1日来院。

臀部が時々痛むそうです。飛蚊症は以前からあったが、左目はちょっとひどくなってきているとのこと。4月29日の夜の10時ごろから胃痛あり、下痢をしました。

漢方の処方を、ボ、柴清に変えました。

６月15日来院。

医療を扱ったテレビを見ていて、ホクロが気になり始めました。

漢方の処方を、ボのみに変えました。

８月３日来院。

食欲旺盛で太ってきました。漢方の処方を、防（※符号、以下同）に変えました。

９月14日来院。

２、３日前から腰が痛むそうです。歩いたときに右股関節痛があります。

漢方の処方を、防己、ウズ２に変えました。

10月26日来院。

腰は大丈夫になってきましたが、前屈したときたまに痛くなるとのこと。左眼が、朝ゴロゴロ、ショボショボします。左眼が小さいという感じ。

漢方の処方を、防己、柴清に変えました。

12月７日来院。

特に変わったところはありません。

漢方の処方を、防己、二（一）に変えました。

平成17年1月～12月

1月18日来院。

異常はありません。いっこうに痩せません。

漢方の処方を、防己、五虎湯に変えました。

3月1日来院。

1カ月ほど前、友人の車のなかで心臓がキューッとなりました。そのような症状は、以前に何回かあったことを思い出しました。

漢方の処方を、防己、二（一）に変えました。

4月5日来院。

心臓がまた痛くなりました。3月31日の昼ごろのことです。血圧は上98、下75です。

3月19日には五虎湯を送りました。

この日は、防己、二（一）を処方。

５月17日来院。

映画を見ていたら心臓がキューッとなったとのこと。

漢方の処方を、防己に変えました。

６月28日来院。

なんとなく両肩に痛みがあります。右足付け根に時々嫌な痛みがあります。

漢方の処方を、防己、ボ（一）、ウズ２に変えました。

８月９日来院。

ときどき腰痛があります。舌に苔がなく舌炎の症状がありました。健康気功をしていて足を開くことがあるのですが、そのとき股関節が鳴ることがあります。しかし、痛くはありません。会社の冷房が寒く感じたそうです。

漢方の処方を、防己に変えました。

９月20日来院。

立って動いたときに胃痛があったそうです。この日は、診察のみで漢方の処方はしませんでした。

12月20日来院。

薬がないので何となく不安とおっしゃるので、葛根湯を処方しました。

平成18年3月～12月

3月28日来院。

風邪をひき、花粉症にもなりました。5日ほど前、掃除をしていたら右肋骨部がゴキッとしたそうです。左手、左肩が重くて痛く、首が回りません。それらの症状はすぐに治るそうです。それとは別に、後頭部に痛みがあります。

漢方の処方を、ニ、二＋桂に変えました。

6月26日来院。

特に問題はありませんが、たまに右股関節がカクッとなったり、胃が1回チクッとしたりしました。この日は、診察のみで漢方の処方はしませんでした。

9月22日来院。

歩いていて急に左足の力が抜けましたが、2、3歩、歩くと治りました。胃が時々重いと感じるそうです。小半夏を処方しました。

12月19日来院。

たまに胃がチクチクします。腕の付け根が重く感じることもあります。これは放射線治療をしたためだと、ご本人がおっしゃっていました。平胃散を処方しました。

平成19年3月～平成21年10月

３月28日来院。

右上肢を圧すると痛くて、細くなった感じもします。ニボ湯を処方。

７月18日来院。

５月末～６月にかけて３回腹痛があり、すべてお寿司のなかのウニが原因ではないかとのこと。

指第一関節変形（ヘバーデン結節。指の第一関節が変形）がみられます。

漢方は、ボ、黄解を処方。

12月21日来院。

あちらこちら痛くなることがあり、ダンスを始めたせいか股関節が痛くなることもありました。「借金はないが左頸が回らない」とのこと。

漢方の処方を、ボのみに変えました。

平成20年5月12日来院。

耳が遠くなったような気がするそうです。2、3日前、左乳房下がちょっと痛く、気になったそうです。今年は花粉症の症状がありませんでした。

14日からピースボート104日間北半球へ。麻黄附子を処方。

10月21日来院。

旅行の際、急に船を変わったことで、その船のなかでヘンな風邪をもらったようです。そのせいで、来院時もひどい咳でした。右肩、股関節に痛みがありました。

漢方は、桂姜、麦に変えました。

平成21年4月24日来院。

嫌な夢を見て胸痛がありました。飛行機に乗ったときの圧のせいか、耳が遠くなったような気がするとのことでした。左手の2、3指関節変形のため曲がって痛い。5

月5日からボスニア・ヘルツェゴビナに行くとのこと。

漢方は、五令散、加龍骨に変えました。

10月20日来院。

放射線をあてた部分がスポーツクラブでドアを開閉するときに痛む以外、特に何もないそうです。

診察のみで、漢方の処方はありません。

平成22年2月〜平成26年12月

平成22年2月22日来院。

右股関節がちょっと痛い。ダンスもしているが、おそらくウォーキングのせいだと本人談。

9月13日来院。

背中が2〜3カ月前にヒリヒリしたそうです。左腋窩はメンソレータムのせいでヒリヒリしました。

肩についてはおそらく「五十肩」でしょう。乳癌が心配でした。

平成23年11月18日来院。

11月6日あたりから咳があり、便秘がちで、時に血の塊が出るそうです。今朝も粘血があったそうです。

この日より約3年間、来院なしとなります。

平成26年8月19日来院。

今年の1月20日に便に出血あり、直腸癌だと分かり、5月23日に手術をしたそうです。漢方は半、四に変えました。

12月12日来院。

排便痛があるそうです。漢方は半、小（※符号、以下同）に変えました。

平成27年1月～平成28年2月

平成27年1月29日来院。

日に日に良い方向に向かっています。日によっては、4～5回から10回ほどトイレに行きます。パワーテストの結果、癌の活動はまだありました（陽性。プラス）。

漢方は中（※符号、以下同）、び（※符号、以下同）に変えました。

４月９日来院。

先月ごろから便が固く少なくなってきたそうです。そのせいでずいぶん元気になってきています。来月はブジーリング（医療器具を使って狭窄部分を拡張させる）をする予定だそうです。漢方は半に変えました。

６月22日来院。

便通については、すっきりしない感じがあるそうです。午前中に４、５回出たら、その後はスッキリします。漢方はヨに変えました。

７月24日来院。

今月の９日にブジーリングをしたが、便通は変わりません。

漢方は平成28年２月25日までヨのみとなりますので、以降漢方の記載は省略します。

８月26日来院。

排便は午前中に４、５回あり、味覚も戻りました。

11月9日来院。

元気でおいしく食べられているそうです。女性だけのフィットネスクラブに通い始めました。

平成28年1月22日来院。

お正月にヘルペスが出来、疲れやすくなったそうです。排便回数が定まりません。

2月25日来院。

排便は1日に1度になり、たくさん出るそうです。

P・Lさんは、平成12年9月に、漿液性腺癌のため子宮全摘出手術を行い、その後に抗癌剤治療を行いました。

ところが、その年の11月に右大腿骨、腰椎、肋骨に癌が骨転移していることが分かり、放射線治療を受けました。

横内醫院を受診されたのは、その後のことでした。当時、P・Lさんは55歳でした。癌の手術をし、術後に抗癌剤治療を行ったにもかかわらず複数箇所に骨転移し、放射線治療もしたわけですから、そうとうにひどい状態でした。癌が骨転移すると、もうダメだというのが、一般的な感覚です。

それが、横内醫院を受診するようになって持ち直し、世界中を旅行して回るまでになりました。

そうして、３年間、横内醫院から遠ざかりました。その間に直腸癌が発覚し、これも手術しました。直腸癌が分かったのは、漿液性腺癌による子宮全摘出手術の14年後のことです。

直腸癌手術の後は、現在に至るまで横内醫院を受診し続けていて、受診歴は３年間のブランクを含めて19年になります。

初診時55歳であったＰ・Ｌさんは74歳になり、排便回数が定まらないものの、フィットネスをやり始め、とても元気です。

第4章　癌が消滅したとしか考えられない患者さん

大腸癌で肝臓に転移し、手術したT・Uさん（65歳）
～抗癌剤治療をせずいたって元気

とても健康的な生活をしていたTさん

平成21年5月13日に初診のTさんは、お酒は飲まずタバコも吸わないという、この年齢の方にしてはとても健康的な生活をしておられました。ただし、お肉のほうをお魚よりもよく食べていて、牛乳、ヨーグルトもよくお召し上がりとのことで、これらの点は良くありませんでした。

平成17年12月に右下腹部に違和感があり、翌月（18年1月）に大腸内視鏡検査で大腸癌を発見し、すぐに病院で摘出手術をしました。

そうしたところ、約3年後の平成27年2月に肝臓への転移が見つかり、翌月にこれも病院での手術により取り去りました。

その後、抗癌剤治療をしていないのですが、転移は見つからず、食事もおいしくいただいているとのことです。

パワーテストの結果、大腸癌も肝臓癌もない

横内醫院での初診は、平成21年５月13日です。初診時のパワーテストでは、大腸癌も肝臓癌も見当たりませんでした。

この日に処方した漢方薬は、桂枝二越婢一湯《けいしにえっぴいっとう》にさまざまな手を加えた私のオリジナル「Ｄｒ．横内・桂枝二越婢一湯《けいしにえっぴいっとう》」です。

翌月（６月17日）にも来院され、病院に行くが抗癌剤治療はしたくないと言われました。すこぶる元気なご様子でした。

それからも毎月来院され、抗癌剤治療はしていません。病院からは「腫瘍マーカーが動いたら考えよう」と言われたそうです。

12月に来院されたときに、「この１週間ほどの間、血痰が出ている」と言われました。パワーテストの結果、クラミジア、ヘルペス、アデノウイルスはすべて陽性で、感染しやすい体質であることが分かりました。しかし、食事はおいしく食べていて、体調も悪くなく、血圧も正常値でした。

当帰四逆加呉茱萸生姜湯《とうきしぎゃくかごしゅゆしょうきょうとう》の粉のほうを処方しました。

翌月には、Ｄｒ．横内・桂枝二越婢一湯《けいしにえっぴいっとう》に戻し、二＋桂姜棗草黄辛附湯を加え、それを2カ月続けました。

頻尿になり、声がかれるようにもなった

3カ月目に来院したときに、「おかげさまで血痰は止まった」と報告されました。

しかし、今度は頻尿になっているとのことでした。

そこで、Ｄｒ．横内・桂枝二越婢一湯に、頻尿に良い八味地黄丸を加えました。

翌月には、頻尿は少し良くなったようですが、カラオケ4、5曲で声がかれるとのことでした。Ｄｒ．横内・桂枝二越婢一湯《けいしにえっぴいっとう》と八味地黄丸を続けました。

さらに翌月には、頻尿も声がかれるのも治ったとのことでした。八味地黄丸はやめて、Ｄｒ．横内・桂枝二越婢一湯のみにしました。これ以降、Ｔさんが完治されたと思われる平成27年10月まで、漢方薬はＤｒ．横内・桂枝二越婢一湯のみとなります。

アデノウイルス、ヘルペスも陰性に

Tさんは、ほぼ毎月来院されました。平成22年9月に来院されたときも、とても元気で、夏バテをしていないとのことでした。

「大腸癌の手術をする前は、よく風邪をひいていたのだが、手術をしてからは風邪をひくことが少なくなったような気がする。漢方薬を飲むようになってからは、さらに風邪をひくことが少なくなったというか、ほとんどひかなくなった。すこぶる調子がよく、何を食べてもおいしく感じる」

とのことでした。

翌10月にパワーテストをしたところ、アデノウイルスは陰性になっていました。

2カ月後の12月にパワーテストをしたところ、ヘルペスも陰性になっていました。順調だが、散歩すると右下腹部が痛み、大腸に便が溜《た》まっている感じがするとのことでした。

この月の10日に大腸内視鏡検査を行ったそうですが、異常なしとのことでした。

大腸癌、肺癌、座骨神経痛ともに陰性

7月になると、歩き始めると首筋から肩が張って、胸が締めつけられる感じが2、3回あったそうです。パワーテストをすると、陰性になっていたアデノウイルスが陽性に戻っていました。

10月には珍しく風邪をひき、12月には病院で狭心症だと言われたそうですが、何事もなく年末を過ごし、お正月を迎えました。

3月にかけて喉《のど》が痛いなど、2週間ほど風邪の症状があり、4月にはヘルニアの手術のために入院されました。しかし、その後は元気な状態が続きました。

9月に病院に行ったときも元気で、触診も聴診もされなかったそうです。それでも頻尿があったり、狭心症が心配になったりはしていました。

翌25年の1月8日に来院され、正月に腰痛があり、その後に耳が痛く、頭痛がしたというのでパワーテストをしたところ、大腸癌、肺癌、座骨神経痛ともに陰性でした。

2月にMRI検査をした結果、どこにも異常は見られなかったということです。

尿路結石が出来、座骨神経痛が見られた

４月には、花見をし、鎌足桜《かまたりざくら》のトンネルをごらんになったそうです。アデノウイルスを調べたところ、陰性でした。

快調な状態は６月に入っても続き、アジサイを見にいくなど、近場ながらもずいぶん出かけたそうです。

快調な状態は８月に入っても続いていたのですが、急いで歩いたあとに心臓発作が２回ありました。

９月には尿路結石が出来、クーラーの当たる部分に座骨神経痛が見られましたが、それ以外はきわめて快調で、その年を終えました。

平成27年10月、いたって元気

明けて26年１月に下肢痛があり、近くのクリニックで鎮痛剤を処方してもらったのですが、あまり効かなかったそうです。レントゲンを撮りましたが、異常は見られませんでした。しかし、とても痛いので、そのことを訴えたらブロック注射をしてくれて、落ち着いたそうです。尿路結石はまだあるとのことです。

7月になっても、癌の症状はどこにも見られず、本人はいたって元気で、自覚症状は皆無でした。パワーテストの結果、ヘルペス、帯状疱疹ともに陰性でした。

血圧は168／83と、上が高めだったこともありましたが、なにごともなくその年を終えました。

平成27年を迎えても、調子は良く、風邪もひきません。健康そのものの状態が10月まで続きました。その間に知人の3人が大腸癌で肝臓に転移しました。

T・Uさんは、10月13日を最後に、横内醫院には来られなくなりました。癌に関して根治したことを確信されたのでしょう。

大腸癌の摘出手術、抗癌剤治療をしたが両肺に転移したＶ・Ｌさん（58歳）～病院からも完治宣言

平成13年11月１日初診、12月６日（２回目）

Ｖさんが血便に気づいたのは平成11年４月でした。しかし、痔だと思い放置してしまいました。

翌12年７月に病院で検査をし、大腸癌だと診断され、手術をして、そのあと抗癌剤治療を行いました。

平成13年８月、ＣＴ検査により、両肺に転移していることが分かり、左肺を手術。その約３カ月後の11月１日に来院され初診。パワーテストにより、癌の活動が認められ、免疫力をアップさせるものと整腸作用のある漢方、半枝、二、十全大補湯《じゅうぜんたいほとう》、ラクボンを処方しました。

12月６日に来院。

漢方を飲んで疲労感もなく、血液の循環も良い。パワーテストの結果、癌の活動は

認められませんでした。抗癌漢方の半枝は必要ないと判断し、腫瘍を取る漢方を足しました。十全大補湯、ヨ、ラクボンの処方となりました。

平成14年1月〜平成15年12月

1月26日来院。

風邪をひき、鼻づまり、喉が痛い、声がかれるなどの症状がありました。

葛根湯、麦門冬湯、桂姜ノ

3月9日。

咳があり、声がかれる症状がありました。アデノウイルスの活動が認められました。

ヨ、茯苓、ラクボン

5月11日。

体調はとても良く、便通も良いそうです。

漢方はヨのみ

7月13日。

病院でCT検査をし、結果は異常なしとのこと。本人もとても元気。これ以降、来院は２カ月に１度に。定期的に健康診断をするようになりました。

小建中湯

９月７日、11月14日、平成15年１月25日、３月29日の４回。

変わったところはない。ＣＴ検査の結果も異常なし。

小建中湯を続ける。

平成15年５月31日〜12月20日

変わったところはありません。ヨに変えました

平成16年２月21日〜15年12月20日

16年２月21日。

声がかれていて、子どもたちに風邪がはやっているそうです。体質改善の漢方薬に変えました。

ヨ、桂姜（－）、粉の麦門冬湯

４月13日。変化はない。

ヨのみとする。

5月29日。変わりはない。

防己黄湯
17年8月のCT検査で「異常なし」であることを知って、病院の薬剤師さんが「奇跡ですね」と驚いたそうです。

その後、病院から完治と言われました。主治医はたいへん驚いていたそうです。

漢方を飲んでいたほうが体調いいとのことで、引き続き防己黄湯を処方しました。

5月12日。

病院で念のためにCT検査を受け、外科医の先生からも完治と言われました。3カ月に1度の来院になりました。

8月25日、12月15日、20年3月10日来院。

退職してジムに通い始めたとのことです。

6月11日に来院。

病院の薬剤師さんが、「病院で処方された薬を飲んでいる人は、ほとんど死にました」

と言ったそうです。

９月26日、21年１月30日、６月19日、22年２月９日、10月25日来院。

この日をもって漢方も卒業。

元気でいるのを、友人たちが信じられないといった目で見ているとか。

できれば、完治しても、ここから年に２回は念のためのチェックに来院してほしいのですが、それを強要するわけにはいきません。元気になったのはいいことですが、牛肉、チーズ、バターを食べ始め、電磁波をブロックすることも忘れてしまって、再発という人もいますから、どうか気をつけて、身体を大切に、健康という宝を守っていただきたいと思います。

肝内胆管癌手術後、抗癌剤治療を行うが、大動脈周囲リンパ節転移、卵巣癌になったD・Sさん（77歳）
～漢方処方により癌が消えていた！

平成27年3月17日に初診

平成23年に肝内胆管癌の手術をし、抗癌剤治療を行ったDさんは、約4年後の平成27年2月に、大動脈周囲リンパ節転移と卵巣で癌が再発しました。

Dさんは B型肝炎のキャリアでもありました。お肉とお魚は同じ程度に食べ、牛乳とヨーグルトは毎日で、乳製品もよく食べていました。お酒は飲まず、タバコは吸いません。

平成27年1月中旬より腹部に痛みがあり、痛み止めを服用していました。

横内醫院でパワーテストをした結果、癌の活動が認められました。そこで、半ノ、ボ（–）、ボ＋ロを処方しました。

平成27年6月20日（2回目の来院）

2週間に1度、抗癌剤の治療をしていて、すでに3カ月が経過していました。その結果、栄養不足で貧血になり、そのうえ「うつ」になってしまったので、抗癌剤の治療をやめることにしました。うつになったときに抗癌剤の治療をやめるというのは、抗癌剤治療のやめどきとして正しいと言えます。

抗癌剤治療は半年やる予定だったので、半分ほどでやめてしまったことになります。

半ノ、ボ（一）、ボ＋ロ（二）を処方しました。

平成27年10月20日（3回目の来院）

9月に病院でCT検査をした結果、癌が消えていたとのこと。腹部の痛みも緩和しました。前回と同じ半ノ、ボ（一）、ボ＋ロ（二）を処方。

平成28年2月5日に電話が入り、漢方の注文がありました。これからも毎月飲み続けるそうです。

膵臓癌ステージ4だったE・Sさん（71歳）
～半と安の処方により、腫瘍がなくなり手術は中止に

平成27年6月26日に初診

千葉県で会社を経営しておられるEさんは71歳です。肉と魚は同じくらい食べ、乳製品はよくとるほうです。お酒は飲まず、タバコは吸いません。アスベストを吸ったことがあるので、10年ほど前にCT検査を受けたことがあります。

年に2回健康診断を受けていて、CTで膵臓癌が見つかりました。すでにかなり進行していて（ステージ4）、手術は難しいので、放射線医学総合研究所に重粒子線癌治療（放射線治療法の一つ）を依頼したのですが、断られてしまいました。

咳とゲップがひどく、疲れもあります。私は半と安を処方しました。この組み合わせの漢方は、平成28年3月まで変わりません。

７月24日〜12月１日

７月24日来院。

咳は出なくなり、下痢もしなくなりました。しかし、ゴルフはハーフしかできなくなったそうです。８月に病院で超音波テストをする予定とのこと。

８月18日来院。

たまに下痢をします。８月20日に入院して、９月10日に手術の予定。

しかし、手術の前にＣＴ検査を行ったところ、どうにも腫瘍が見つからず、手術は中止になりました。

病院で、ＰＥＴを使って腫瘍を探しましたが、それでも見つかりませんでした。

私のパワーテストでは、このときはまだ小さな癌の活動が認められました。

10月10日来院。

変わったところはありません。たまに腰痛があります。

12月１日来院。

変わりません。ゴルフを週2回ほどやっていて、70台で回っています。横内醫院でのパワーテストで、癌の活動がマイナス（癌の活動はない）になりました。

平成28年1月21日と3月7日

平成28年1月21日来院。
元気で今月は4回もゴルフをしました。時々背中が痛むことがあります。
3月7日来院。
超音波検査とPET検査を3月にやる予定。
背中が痛いのは「ゴルフのやり過ぎかもしれない」とのこと。

乳癌手術7年後に再発し、「余命2、3カ月」と告知されたB・Aさん（58歳）
～漢方を飲んで2週間ほどで回復し、無事にイタリア旅行を終え、
そのあとのスペイン旅行中に事故に

最初は近藤誠先生が主治医でした

Ｂさんが当醫院に初めて来られたのは、平成27年６月２日でした。Ｂさんは現在58歳ですが、当醫院での初診は57歳のときです。

Ｂさんが左乳房のしこりに気づいたのは、40歳くらいのときだったそうです。その後、風邪がなかなか治らないなどのこともあり、なんだかヘンだと思っていたら、３・５センチの乳癌が見つかりました。

そこで、Ｂさんは慶應大学病院に行き、そこで主治医となったのが近藤誠先生でした。近藤誠先生のすすめにより、慶應大学病院で乳癌の摘出手術を受けたのは、平成15年のことでした。

その７年後の平成22年に、再発していることが分かりました。癌は、肺、左脛骨上リンパ節に転移していました。しかし、近藤誠医師はこれを放置したそうです。

２年後の平成24年に慶應大病院とは別の病院を紹介され、診てもらったところ、小さな癌がたくさん見つかり、この状態では手術はできないと言われたそうです。

そこで、治療はホルモン剤に切り換えられ、このときホスピスに行くようにも言われたそうです。

人参ジュースを飲んだり、ヨーグルトを100ミリリットル飲んだりするなどもしましたが、肺が苦しく、腰痛もあったとのこと。東京銀座クリニックで漢方を処方ましたが、合わなかったようで、吐いてしまったそうです。

平成27年6月2日初診〜9月18日に乳癌の活動はマイナスに

Bさんが横内醫院にやって来られたのは、平成27年6月2日でした。咳がひどく、歩けないくらいに弱っておられました。この時すでに余命2、3カ月と言われていたそうです。

Bさんは、癌のほかにも小児喘息、アトピー、子宮筋腫を経験されていて、肉よりも魚を召し上がることのほうが多く、乳製品は食べませんでした。タバコは吸いませんが、お酒はよく飲むとのこと。

パワーテストの結果では、乳癌は陽性でした。

漢方は、半ノ、二（一）、喘を処方しました。これは初診時から9月18日まで変わりません。

6月26日来院。

処方された漢方を飲んで2週間ほどでとても良くなったそうです。どういうわけか、合わせて痔も良くなったそうです。

7月24日来院。

楽になり、歩けるようになり、手のしびれもなくなりました。

8月19日来院。

PET検査（7月28日）、CT検査（7月29日）を受けました。胸痛があり、風邪をひきました。食事はおいしく食べています。横内醫院でのパワーテストの結果、肺癌の活動はなくなっていました。

9月18日来院。

横内醫院でのパワーテストの結果、今度は乳癌の活動がなくなっていました。

平成27年10月16日〜12月14日

27年10月16日来院。

左上肢のむくみがひきました。左鎖骨上リンパの活動も見られなくなりました。漢方の処方が、半ノ、朮（一）、喘（一）に変わりました。

11月12日来院。

風邪気味です。階段を昇ると息切れがするそうです。

12月14日来院。

かかとの荒れが、きれいになりました。ホルモン剤を服用するのをやめました。息切れが楽になりました。漢方の処方は変わりません。

慶應病院の近藤誠先生には「君は本当の癌だから、漢方では治らない」と言われたのだと聞きました。近藤誠先生とは、癌の患者さんを同時に担当することが、これまでにも何度かありました。詳しいことは拙著『癌になったらやるべきこと、してはいけないこと』（たま出版）をご一読ください。

平成28年1月12日と3月7日

平成28年1月12日来院。

風邪をひいたそうです。パワーテストの結果、アデノウイルスの感染が認められました。冷え込みがきつい季節に入りました。冷えると漢方の効き目は落ちます。半ノ、喘（一）、当（二）に、漢方の処方を変えました。

2月9日来院。

左リンパのシコリが痒く、安全ピンで刺してしまい、患部が大きくなってきました。どうやらインフルエンザにかかったようです。階段を昇ると息苦しくなります。喉がイガイガして、咳が出ます。

漢方の処方を、半ノ、二（一）、喘（二）に変えました。

3月7日来院。

びわ温灸をしたときにやけどをしてしまい、左リンパのシコリが大きくなってしまいました。風邪はインフルエンザAであることが分かりました。息苦しさはなくなりました。漢方の処方を、半ノ、甘（一）に変えました。

Bさんは、平成22年に、肺、心臓、左脛骨上リンパ節に癌が転移し、余命2、3カ月と宣告されてしまいました。その絶望的な状況が、漢方治療に入るや2週間ほどで摘出手術すべき癌すら消えてしまい、癌の手術が中止になるほどまで回復したのです。そうして、約6年後の平成28年になっても、ここに書いたとおり、風邪などをひきながらも、基本的には元気で過ごしておられます。それどころか、平成28年4月には、イタリアに旅行される予定とのことで、そのための処方申告書を書いてくれと頼まれるほどです。

……

その後のことです。

Bさんは、イタリアに行かれて、無事に帰って来られました。

そのさらに後に、今度はスペインに行かれ、スペインで自動ドアにはさまれるという事故が原因で、お亡くなりになりました。

第5章　抗癌剤の副作用をはねのけた患者さん

膵頭十二指腸切除手術後、抗癌剤治療をしたF・Uさん（60歳）
～その後漢方薬治療を開始し、今はとても元気

平成24年7月17日初診、8月20日と9月24日代理診察（本人の写真による診察）

Fさんは、平成24年5月中旬、黄疸の症状が出て、便が出にくくなり、体がだるい、食欲もないという状態になりました。そこで、広島記念病院に行き、内科を受診して、そのまま入院しました。

翌6月19日に手術（膵頭十二指腸切除術）。その後、予防のために抗癌剤TS－1による抗癌剤療法を受け、手術をした翌月に横内醫院に来院、7月17日に初診となりました。

Fさんは肉のほうを魚よりも多く食べ、乳製品はほとんど食べていませんでした。お酒は少し飲みますが、タバコは吸いません。

漢方は半、二、補（※符号、以下同）を処方しました。

8月20日代診（代理診察、本人の写真による診察）。

「15日で漢方薬がなくなり、その後、体がだるい」とのことですので、前回と同じ漢方薬を送りました。

９月24日代診。

漢方薬の処方は前回と同じです。

平成25年10月～11月

10月４日来院。

病院を退院したあと、抗癌剤ＴＳ－１による化学療法をやめました。外に出ると動悸がします。漢方薬の処方は前回と同じ。

10月24日代診、家族の方に、ご本人の写真を持ってきていただきました。

11月22日代診。

漢方の処方を、二、補、ヨに変えました。

12月25日代診。

孫の子守りで忙しくしているとのことです。前回と同じ漢方を送りました。

平成25年1月24日代診。

漢方薬の処方は前回と同じです。

2月26日代診。

仕事に集中するとだるいそうです。漢方薬の処方は前回と同じです。

3月25日来院。

明るい気持ちでいられるようになったのですが、同級生は元気なのにと、時々不安になるそうです。漢方薬の処方は前回と同じ。

5月1日代診。

元気ですが、孫と遊ぶと疲れるとのこと。

5月30日来院。

あいかわらず元気で、意欲が湧いてきたそうです。漢方の処方を、補、ヨに変えました。

7月11日来院。

とても元気。神戸先端医療センターでPETとCTの検査を行い、「異常なし」とのことでした。

漢方の処方は前回と同じ、補、ヨ。

8月10日、９月９日、10月15日代診。

漢方の処方はヨのみに変えました（これ以降はヨのみなので、漢方の記載を省略します）。

11月18日来院。

元気だが、友人と5時間くらい話したり、動いたりして疲れたそうです。

平成25年12月〜26年12月

平成25年12月18日、翌26年1月20日代診。

3月３日来院。

元気になった実感がするそうです。

4月４日代診。

6千歩ほど歩くか指体操をするかしないと、体調が悪くなるそうです。

5月10日代診。

1日中家の中にいると体調が悪くなるそうです。

6月12日代診。

検査の結果、γ－GTP73とのこと。γ－GTPは肝臓の解毒作用に関係している酵素です。基準値は50国際単位（IU）で、100IU未満だと、節酒、禁酒により比較的簡単に基準値に戻りますが、100IUを超えると受診して治療を受けなければならないとされています。

8月4日来院。

Fさんには、CT検査、PET検査も受けるようにおすすめしました。

食欲があって食べ過ぎてしまうそうです。CT検査、PET検査をしてもらい、「異常なし」とのことでした。

9月22日代診。GTP132とのこと。

10月28日来院。元気だが、γ－GTP値が180に上がってしまいました。

12月2日代診。外出しても疲れにくくなってきたとのこと。

平成27年1月～平成28年2月

平成27年１月17日代診写真診察。食欲があり、元気で行動的になりました。
２月24日代診。
４月６日来院。泣かなくなりました。
５月12日代診。食欲がものすごくあります。
６月20日代診。長野に行ってリフレッシュしたそうです。
８月３日代診。孫とディズニーランドに行くことができました。
９月７日来院。元気で、少し体重が減りました。
10月23日代診。連休は旅をしました。
12月14日代診。大きな変化はありません。
平成28年１月19日代診。食欲はすごくあります。
２月26日代診。とても元気です。

平成28年に入ってからは元気な状態が続いています。この方が、膵頭十二指腸切除手術をし、その後抗癌剤治療をした方であるとは、とても思えません。

胸腺癌（前縦隔腫瘍胸腺癌）のために化学療法を4回やったG・Nさん（63歳）
〜咳がずっと治らなかったが、現在は落ち着いた

初診時58歳、現在63歳。
肉と魚は同じくらい食べ、乳製品も食べる。白米、パンを食べる。1日にビール1本、焼酎少し。タバコは吸わない。

平成23年11月〜平成25年1月
平成23年11月25日来院。
昨秋より左肩甲部が凝るようになり、左前胸部痛があるとのこと。6月に健康診断を受け、近くのクリニックでエックス線撮影をし、化学療法を４回行いました。その結果、特に苦しいことはなく、食欲も落ちず普通に食べています。

漢方の処方は、半ノ、二（－）、抑二＋ヨを４週間分。

12月19日来院。

体調は変わりません。漢方は、前回と同じ。

平成24年１月７日来院。

何の違和感もなく、漢方薬も合っていたそうです。朝時々背中が痛いことがあるとのこと。たまに前胸部にも違和感がありました。

Ｒａｓマイナスになりました。Ｒａｓは、低分子ＧＴＰ結合蛋白の一種で、細胞増殖や細胞死の抑制をはじめ、数多くの現象に関わっています。Ｒａｓの異常は細胞の癌化に大きく関わっています。

漢方の処方は、二ノ、二＋ヨに変えました。

２月21日代診。

二ノ、二＋ヨを送りました。

3月21日代診。

咳、たんが出たそうです。前月と同じものを送りました。

4月24日来院。

大きな変わりはありません。たまに咳をしますが、食事はおいしく食べているそうです。前月にCT検査をしたところ、癌が少し小さくなっていました。漢方は前回と同じ。

5月25日、6月28日代診。

体調は変わりません。前回と同じ漢方を送りました。

7月31日来院。

肩凝りに悩まされているとのこと。CT検査をしたところ、今度は少し大きくなっていましたが、それは中で壊死したために大きくなっていたことが分かりました。

漢方は二ノ、二+ヨに、葛根加朮附湯を足しました。

8月29日来院。

肺炎、マイコプラズマ肺炎、胸膜炎。

漢方は二ノ、二＋ヨを5週間分、十味（一）２週間分。

10月５日来院。

体調は変わりません。仕事も休んでいません。漢方は二ノ、二＋ヨに戻しました。

11月９日。

二ノ、二＋ヨを送りました。

12月３日来院。

体調すこぶる良く、診てもらっている岡山大学のドクターが「奇跡だ！」と言ったとか。

12月14日、平成25年１月21日
二ノ、二＋ヨを送りました。

平成25年2月15日〜12月14日

平成25年２月15日連絡あり。

ＣＴ検査をしたところ（２月12日）、胸腺癌が悪化していることが分かり、岡山大学病院に1週間入院。抗癌剤TS－1治療を行いました。

胸膜播種、全体的にやや増大、胸水なし。多発肺転移やや増大。

2月18日来院。

体調変わりなし。

ニノ、ニ＋ヨを5週間分、十味（－）2週間分。

3月13日来院。

抗癌剤TS－1、8日目。胃が少しもたれるくらいで、副作用はあまり感じないとのこと。

十味（－）2週間分。

4月2日来院。

抗癌剤TS－1治療が終わりました。体調は良好です。副作用はありません。次は17日より開始する予定。

ニノ、ニ＋ヨを6週間分、十味（－）4週間分。

5月14日来院。

抗癌剤ＴＳ－１治療で癌が縮小。副作用はあまりないそうです。

二ノ、二＋ヨを６週間分、十味（一）４週間分。

６月26日。前回と同じ薬を送る。

８月７日来院。

５回目の抗癌剤ＴＳ－１治療を、８月22日から始めるとのこと。癌は小さくなってきています。

二ノ、二＋ヨを６週間分、十味（一）４週間分。

９月19日。前回と同じ薬を送る。

10月15日来院。

岡山大学のドクターが「癌が小さくなったことには、漢方薬のおかげもあるかも」と言ったそうです。抗癌剤ＴＳ－１も着々と成果をあげています。

歯の治療をし、孫の顔を見ることができました。孫の顔は、もう見ることもないと思っていたそうです。

11月１日。７回目の抗癌剤ＴＳ－１の治療を開始しました。漢方薬を送りました。

12月14日。漢方薬を送りました。

平成26年1月～11月18日

平成26年1月24日。薬を送りました。

前日、岡山大学の検査で癌が小さくなっていたことが分かりました。

3月7日。薬を送る。抗癌剤TS－1治療。

4月4日来院。

元気になり、体重が4キロ増えました。仕事も楽しくやっているそうです。

5月30日。

薬を送りました。抗癌剤TS－1治療。

7月11日来院。

1年3カ月ぶりのCT検査により、癌が著しく縮小していたことが分かりました。岡山大学のドクターが「これ以上小さくはならない。体へのダメージを考え、抗癌剤TS－1治療を終了としたい」と言い、以降、月に1度の診察（経過観察）となりました。

ニノ、ニ+ヨを６週間分処方。

８月21日来院。

元気に過ごしているそうです。漢方薬は前回と同じ。

10月２日。薬（前回と同じ）を送りました。

11月４日来院。こんなに元気でいいのかと思うほどだそうです。

11月18日。同じ薬を送りました。

平成27年1月3日〜平成28年2月8日

平成27年１月３日来院。

温度差があると咳が出るそうです。ニノ、ニ+ヨを８週間分処方。

３月９日。前回と同じ薬を送りました。

４月13日来院。

体調変わらず。１カ月前より咳がよく出るようになりました。抗癌剤ＴＳ‐１をもう飲んでいないせいか、ＣＴの上で見ると、癌が少し大きくなっているそうです。

キッチンのリフォームや選挙の手伝いの疲れが出て風邪をひきました。

漢方薬二ノ、二+ヨを8週間、びわの種を4週間処方。

5月7日来院。

変わりなく過ごしています。二ノ、二+ヨ、びわの種を8週間処方。

6月30日来院。

ＣＴ検査の結果、癌が大きくなり、肺への転移も大きくなっていて、心臓の周りに水が溜まっていることが分かりました。ＴＳ－1による抗癌剤治療を再開しました。

二ノ、二+ヨ、びわの種と黄解を処方しました。

7月30日薬送り（二ノ、二+ヨ、びわの種、黄解）。

9月8日薬送り（二ノ、二+ヨ、びわの種、黄解）。

10月19日来院。

咳がずっと治らなかったのですが、最近落ちついてきたそうです。ヨノ、びわの種を処方。

12月15日。薬を送りました（ヨノ、びわの種）。
平成28年2月8日。薬を送りました（ヨノ、びわの種）。

胸腺癌（前縦隔腫瘍胸腺癌）でTS－1による抗癌剤治療を続けているGさんは、平成23年11月に来院され、今年で足かけ5年の通院となります。この5年間、まさしく抗癌剤治療と漢方治療の理想の併用治療を行ってこられました。

TS－1による抗癌剤治療を5年間も続けることができたこと、ここに漢方治療の力が働いていると言っていいと思います。

どうか癌を克服して、声高らかに勝利宣言をしていただきたいと念じています。

乳癌の温存摘出手術の後、肝臓に転移したH・Kさん（48歳）
〜漢方治療と抗癌剤治療を併用し、癌が見えないくらいにまで縮小

平成26年11月10日初診。

Hさんは、乳癌の検査は毎年していましたが、平成23年3月に乳房のシコリに気づき、4月に受診をして乳癌と診断されました。9月まで抗癌剤の治療を受け、10月に乳房温存の摘出手術を受け、術後に放射線治療を30回受けました。

その後、翌平成24年1月まで抗癌剤リュープリンの注射を3カ月に1度受けました。それは、平成26年10月まで続き、その10月の検査で肝臓に癌が転移していることが分かりました。

乳製品は少し食べるくらいで、お酒は飲まずタバコも吸いません。

半、ロを処方しました。

平成26年以降の経過

平成26年11月10日、平成27年1月14日来院。元気な様子でした。半、ロを処方しました。

2月24日来院。口内炎が出来て、皮膚に痒みがありました。これは皮膚の病気に使われるミノマイシンの副作用であると思われます。ヨ、ロ、黄連解を処方しました。

3月17日来院。痒みが良くなりました。

4月23日来院。ＣＴ検査により肝臓癌が小さくなっているのが確認されました。

5月28日来院。風邪をひきました。また口内炎が出来ました。ヨ、ロ、黄連解を処方しました。

6月25日来院。口内炎はおさまりましたが、皮膚はまだ痒い。ヨ、ロを処方しました。

7月23日来院。なんとか元気。体にはまだ痒みがありました。抗癌剤治療を続けています。ヨ、ロを処方しました。

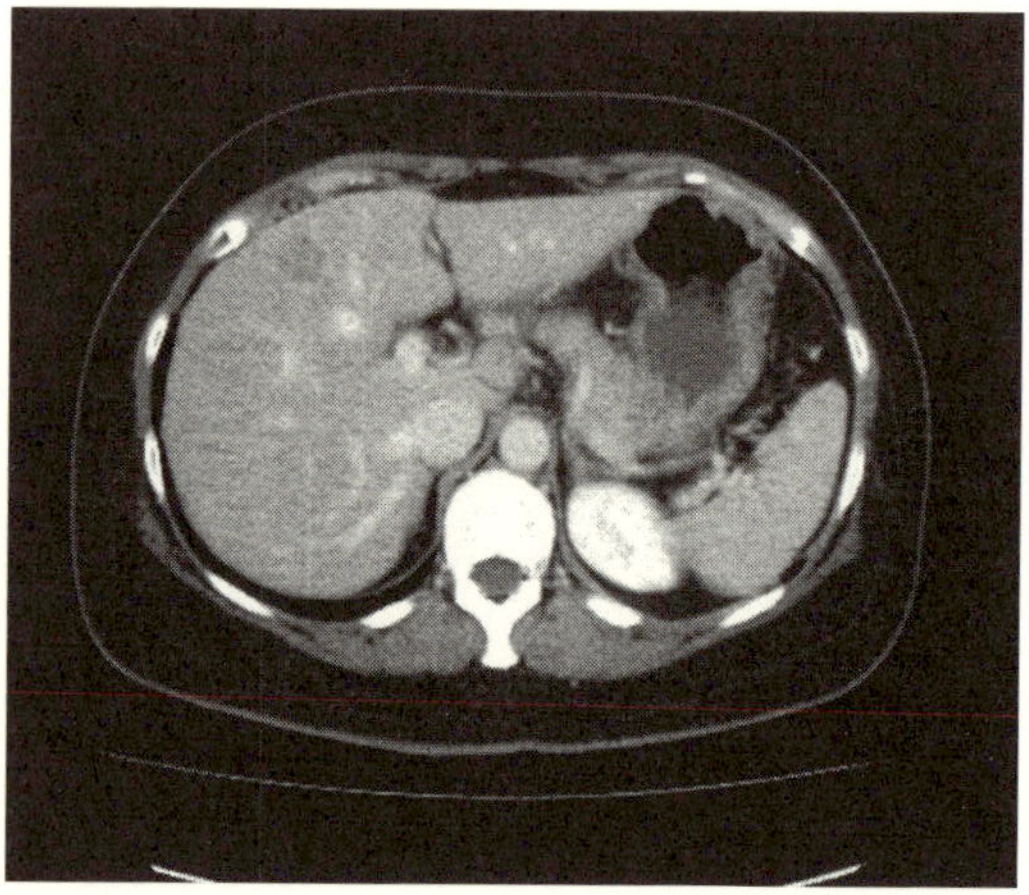

平成26年10月24日撮影

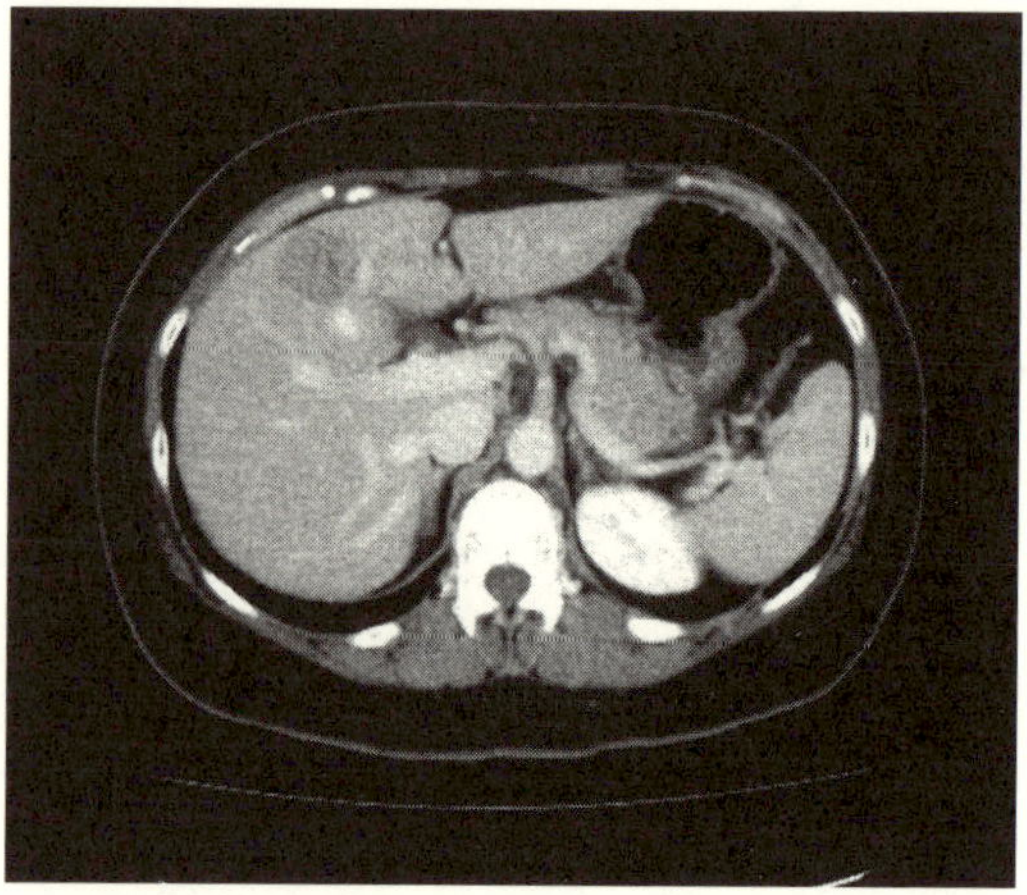

平成27年1月21日撮影

平成27年7月15日撮影

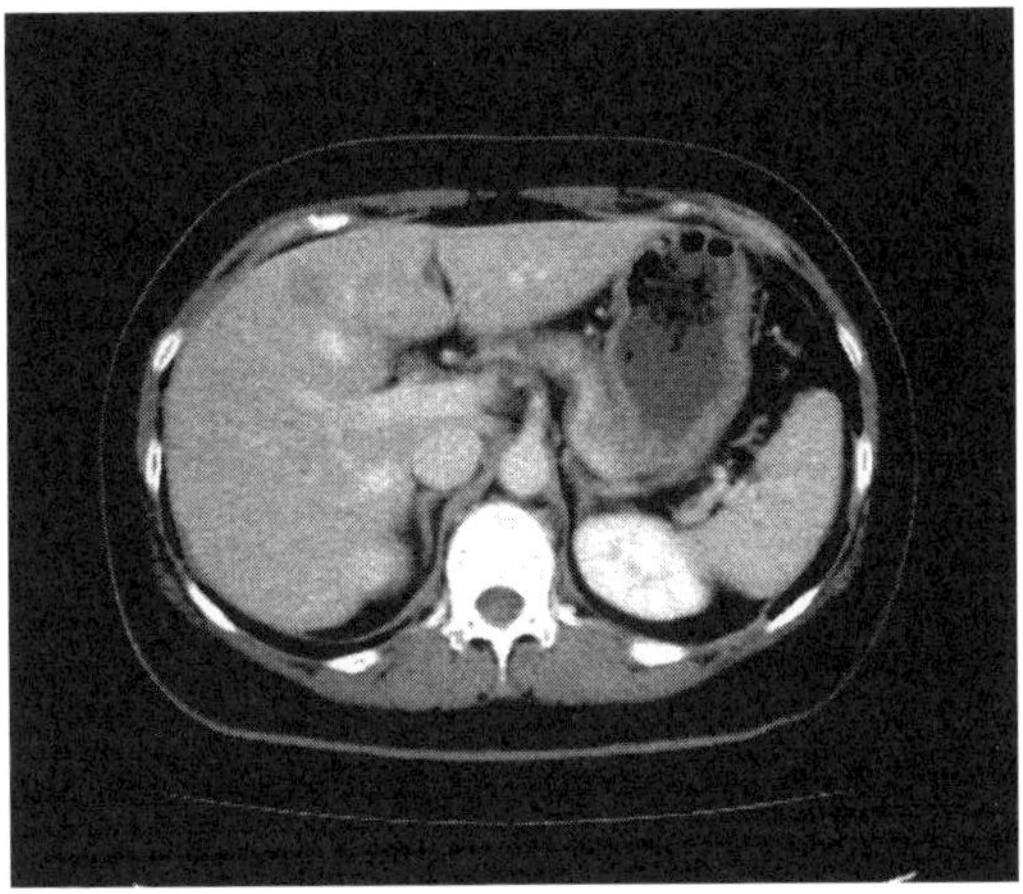

乳癌の手術の後、放射線治療を行い、抗癌剤治療もしたにもかかわらず、肝臓に癌が転移しました。乳癌は摘出し、癌の転移を防ぐための放射線治療、抗癌剤治療であるはずでした。

Hさんは乳癌だと分かった平成23年4月から、平成27年11月まで抗癌剤治療を受け続けてきたわけですが、これほど長期にわたって抗癌剤治療を受けることができたのも、漢方治療との併用がうまく働いたからといえるでしょう。抗癌剤の力と合わせ、漢方治療の力が果たした役割を見逃すことはできません。

8月25日来院。痒みは治りました。抗癌剤療法を続けられるだけ続けたいとのこと。ヨ、ロを処方しました。

9月24日来院。ヨ、びわを処方しました。

10月22日来院。CT検査をしたところ、肝臓癌が見えるか見えないくらいに小さくなっていました。痒みやしびれなど、抗癌剤の副作用があります。ヨ、びわを処方しました。

11月19日来院。聖マリアンナ病院の乳腺外科の主治医が、「漢方を服用してもダメだ」と言ったそうです。

第6章　漢方治療で手術をしやすくした実例

浸潤癌か上皮内癌かはっきりせず開腹手術が必要と診断されたS・Lさん（65歳）～開腹手術をせずに根治へ

初診時61歳、現在65歳。（扁平上皮）子宮頸癌。魚を肉よりも多く食べる。乳製品は少し食べる。白米。お酒は飲む。タバコは吸わない。

平成24年12月初診～平成25年1月

初診の3カ月ほど前から出血があり、不正出血が続くので、近くのクリニックをまず受診し、生検をしてもらいました。

病理検査の結果、浸潤癌か上皮内癌かはっきりはしなかったものの、どちらにせよ開腹手術が必要であると診断されました。

横内醫院初診時のパワーテストでも癌の活動は認められたので（陽性、プラス）、半ノ、二（－）、二＋十を処方しました。

その後、2度目の組織検査でも、浸潤癌か上皮内癌かはっきりしませんでした。手術は、開腹手術ではなく円錐切除術で行い、浸潤癌であったときには開腹手術に切りかえるということになったそうです。その方針を聞き、本人は少し安心したとのことでした。

前回と同じ漢方を処方しました。

手術までの間に、これらの漢方薬をしっかり服用するようお願いしました。これらの漢方薬には癌の広がりを防ぎ、小さくする作用があるので、開腹手術をしなくても良くなる可能性があったのです。頑張ってくださいと励ましました。

12月25日。

本人が入院のため、家族の方に来ていただいて代理診察を行い、漢方薬を送りました。

平成25年1月16日、電話が入りました。

手術をまずは円錐切除術で行ったところ、浸潤癌ではないことが分かり、そのまま円錐切除術を続行。手術後の病理検査の結果、上皮内癌であったことが確認されました。

平成25年1月22日、２度目の来院。

横内醫院でのパワーテストでは、癌の活動は認められませんでした。手術で癌をきれいに取ってしまうことができたということです。

癌は手術ですべて取りきれたので、半年後に来院でも大丈夫と伝えました。

漢方薬をヨノ、茯ノーマル（甘一）に変えました。漢方薬は、平成25年12月28日まで、ずっと同じです。

平成25年3月〜9月

平成25年3月25日に来院。

その後、夕食後胃のあたりに違和感があったり、下痢があったり、漢方を150ccしか飲めなかったり、まったく飲めないこともありましたが、元気になりました。断食をして6キロも体重を減らしました。お酒は飲まずにいますが、膝が悪くなり、スポーツマッサージをしたそうです。

5月2日、代理診察。

腫瘍マーカーが少しずつ下がってきましたが、まだ高いそうです。主治医は、「心配ない」と言ってくれました。2センチほどの子宮筋腫が見つかりました。私の診察でも、そのほかに悪いものは見つかっていません。細胞診断の結果は、異常なしとのことでした。主治医に「もう癌細胞はない」と言われました。

6月21日来院。アロエをやめたせいか、便秘ぎみだそうです。同じ漢方薬を処方。

7月10日、連絡が入りました。

細胞診の結果、やはり異常はなしとのこと。腫瘍マーカーについては、前回（4月30日）と同様、様子を見るということに。

7月26日代診。

毎日忙しく元気。便秘ですが、ものすごく困ることはありません。毎日排便があるということではないものの、便秘薬は使用していません。

このときは写真で診断したのですが、良好でした。ウイルスが動いていますが、心配はいりません。漢方薬を送りました。

9月5日代診。

アメリカのロスに住んでいる娘さんのところに、旅行と仕事の両方で行ったため、規定量の漢方を飲むことができなかったそうです。癌だということを忘れてしまうほど元気です。写真で診察したところ、やはり良好でした。

平成25年11月1日〜平成26年10月22日

11月1日、5回目の来院。

とても元気で、気になるところはありません。同じ漢方薬を処方。

12月28日代診。

今年は、ここ3〜4年と比べて風邪をひかないそうです。12月24日、健康診断と細胞診を行いました。主治医の見解では、健康診断は半年おきでよいそうです。

写真で診察しましたが、良好と言ってよいでしょう。漢方薬を送りました。

26年2月14日代診。

漢方の服用がおろそかになり、前の週に発熱したそうです。漢方薬を送りました。

2月25日、6回目の来院。

漢方薬は、うっ！　とくるので飲めなくなったそうなので、ヨとノに減らしました。

5月26日、7回目の来院。

元気にしているとのことです。ヨとノの煎じ薬を2週間、粉薬を2週間処方しました。

6月20日、8回目の来院。

元気にしているとのことです。ヨとノの煎じ薬を2週間、粉薬を2週間処方しました。

平成27年3月12日代理診察
元気。漢方薬については飲めなかった分、余っているとのことです。ヨとノの煎じ薬を2週間、粉薬を2週間処方しました。

10月22日、久々の9回目の来院。

健康診断、細胞診とも、結果は異常なしとのことでした。下肢に湿疹が出来ました。水虫菌のようです。旅館のバスマットからだと思われます。

漢方薬は黄連解毒、十全の粉薬を処方しました。


扁平上皮子宮頸癌であったSさんは、最初は浸潤癌か上皮内癌かはっきりしなかったので、開腹手術が必要と診断されました。その後に当医院で漢方療法を開始しました。その結果、まずは円錐切除術で手術を行い、浸潤癌であることが分かった時点で開腹手術に切り換えるということになりました。

そうして、いざ円錐切除術を行ってところ、浸潤癌でないことが分かり、開腹手術はしないですみました。手術後の状態は、いろいろありましたが、順調に回復に向かい、主治医の先生も「もう癌細胞はありません」というまでになりました。

Sさんの根治はもうすぐだと思われます。

緑内障手術の失敗でほぼ視力がなくなってしまったI・Nさん（77歳）
～免疫力をあげて再手術し、失明を免れた

Iさんは、緑内障でほぼ視力を失っていました。手術に失敗したのです。

魚のほうを肉よりもよく食べていて、乳製品、お酒は少し。タバコはお吸いにならない。

平成27年２月15日初診

左眼が７～８年前に眼圧50くらいになり、ぼやけてきました。手術をしたのですが、かえって視力が下がりました。その１年後に眼圧が上がり、再手術となりました。手術の二日後に眼圧が下がり過ぎて、３度目の手術になり、その後も手術（４度目）をしました。

それから２～３年たったころ、今度は右眼の眼圧が上がり、また手術をすすめられました。しかし、左目の手術の結果がいずれも良いものではなかったので、とても右目の手術をする気にはなれず、右眼の手術は断りました。

その結果、右目の眼圧は上がり続けましたが、視野は狭くなったものの、昨年よりも見えてきました。

そんな状態の中、ご主人が１～２年前に体調を崩し、看病が大変でした。

漢方は、柴清ノ、越婢（－）を処方。

手術をするまでの間に、しっかりと漢方を服用して、免疫力を大きくあげれば、手術は成功するに違いないと励ましました。

以降の経過

12月18日に右眼の手術をしました。手術は成功し、見えるようになって、失明は免れました。しかし、かすんでいるような感じで、家のなかが暗いように感じていました。

左目は失明しましたが、12月25日に再び手術をしたところ、見え始めてきました。漢方は同じものを処方しました。

右目の手術に失敗し、一時は失明していたのですが、漢方薬で免疫力を上げて、もう1回手術したことにより、見えるようになってきました。左目も失明したのですが、同じく漢方薬で免疫力を上げて、もう1回手術することにより、見えるようになりました。

Iさんのこの症例は、漢方薬による免疫力アップで手術を成功に導いた典型的な例であると言えるでしょう。免疫力を上げる作用は、漢方薬の大きな特長の一つです。

第7章　複数の病気と癌を併発した患者さんの回復

細胞診で癌が発見され、抗癌剤と放射線治療を行っているR・Lさん（56歳）～CT検査の度に癌が小さくなる

平成26年1月29日、2月26日

R・Lさんは、平成25年7月の健康診断で糖尿病の疑いがあるということで、精密検査をされました。その後、9月24日の細胞診で癌が発見され、10月7日より抗癌剤TS－1による化学療法と放射線治療を行うことになりました。

そして、年が明けた1月29日に横内醫院に来院され、横内醫院の初診となりました。お酒は飲まずタバコは吸いません。チーズは食べるそうです。お魚とお肉は同じくらい食べるそうです。

漢方は、半、二、安を処方しました。

2月26日来院。

だんだん元気になってきていますが、胃がすっきりしないとのこと。そこで、すっきりしないときだけ飲む粉薬（平胃散）を処方。半、二、安は、変わらず処方。下肢、

顔にむくみがみられます。２月28日にはＣＴ検査の予定。

平成26年３月25日～６月26日（この間はずっと半と安）

３月25日来院。

足がしびれ、眼がショボショボするそうです。28日のＣＴ検査により、「癌がひとまわり小さくなっている」と病院から言われたそうです。この日より６月26日まで、漢方の処方は半と安となります。

４月19日来院。

抗癌剤ＴＳ－１の治療をまた行うので漢方は控えているとのこと。足のしびれ、むくみはまだありました。

５月１日来院。

漢方をまた飲み始めたそうです。食欲はあるとのこと。糖尿病改善のためインスリンを入れています。

５月20日来院。

5月12日に再度CT検査を受け、「癌はさらに小さくなっている」と病院で言われたそうです。体調が良くなり、毎日3千歩から6千歩近く歩いています。少し前に風邪をひきましたが、元気です。

平成26年8月29日〜平成27年9月

8月29日来院。

病院でCT検査をし（7月2日）、その結果、「異常なし」と言われたそうです。そのせいもあって、俄然食欲が出てきました。

漢方は、半、びわを処方。

9月26日来院。

病院でCT検査をし（9月10日）、その結果、「癌はかなり小さくなっている」と言われたそうです。抗癌剤TS－1の治療を4週間行いました。

10月23日来院。

ぎっくり腰をしてしまい、脊髄圧迫骨折の疑いがあって、ご本人は入院しています。

そのため、この日は代診で、家族の方が代わりにお見えになりました。漢方は、半、ボ、びわを処方。

平成26年11月〜平成27年5月

1カ月に1度の割合で来院されていますが、この間に特に変化はありません。

6月12日来院。

胃の具合が悪く、お腹がゴロゴロするそうです。

平成27年10月10日〜28年3月4日

10月10日来院。

下痢をし、胃痛もあって、50キロの体重が47キロになりました。腰痛のため消化剤のリパクレオンを三日間中止したそうです。そのことを聞いて、真武湯を粉で処方しました。

病院で点滴をしてCTを撮ったそうです。当院でパワーテストをしたところ、膵臓癌の活動はマイナスになっていました。

11月26日来院。

CT検査。この日は良い便だったが、すぐに下痢をしました。漢方は真武湯のみ。

12月26日来院。

コルセットでガスが溜まったのか、お腹の調子が良くありません。下痢が続くため近くのクリニックで点滴をしてもらったそうです。12月24日には大学病院で血液検査。来年にはCT検査を予定しています。

平成28年2月27日来院。昨年の12月30日におせちをつくったのですが、そのあと集中力が低下したのか、転倒してしまいました。左肩と両膝を打撲し、何もできなくなり、1週間から十日ほど、ほとんど食事が喉を通らない状態が続きました。近くのクリニックで三日間ほど点滴をしてもらいました。

3月4日に、真武湯を送りました。

細胞診で癌が発見され、抗癌剤と放射線治療に加えて漢方治療を行うようになって1年以上たちました。病院でのCT検査のたびに、癌が小さくなったと言われ、全体的にも癌の症状が、日がたつとともに軽くなってきています。

胸膜炎、気管支拡張症、慢性気管支炎、肝血管腫、脂肪肝、高脂血症で、膵臓癌のリンパ転移が疑われたＫ・Ｔさん（68歳）
～驚くほど早期に回復

平成27年２月24日初診。

体重が減って糖尿病かと思い、１月19日にがんセンターでＣＴを撮り、膵臓癌と診断されました。

２月になって病院へ行き、抗癌剤治療、放射線治療を受けました。そのことにより、左脇腹に違和感があり、時々背中が痛くなるとのことでした。

食べることには問題はないのですが、ＨｂＡ１ｃが10・１なので気をつけなければなりません。20年ほど前に胸膜炎になったことがあります。

以上のような経緯をお伺いし、半ノ、安（－）、びわの種を処方しました。

4月10日来院。

抗癌剤TS－1による治療と放射線治療を25回受けました。時々背中が痛むようでした。HbA1cは8・7に。

漢方の処方は前回と同じです。

5月14日来院。

体調は良く、引き続き抗癌剤治療を行っているとのこと。横内醫院のパワーテストでは、癌の活動はマイナスでした。

漢方を半ノ、安（－）とBK－300に変えました。

6月22日来院。

2種類の抗癌剤を使って治療しました。3回目に白血球が900になり、中止しました。脱毛しました。HbA1cは6・1になりました。

漢方は、半ノと安（－）のみ。以降、ずうっとこの二つなので記述を省略します。

8月7日来院。

具合よく、CT検査で癌が小さくなっていることを確認できました。

10月２日来院。

変わりない。２週間抗癌剤をやめることによって副作用はなくなりました。

11月27日来院。

背中が痛いことがありました。

平成28年１月15日

時々背中が痛いのですが、食事はいつもおいしくいただいているとのこと。

３月４日

特に変わったことはなく、元気。

Ｋ・Ｔさんは、胸膜炎、気管支拡張症、慢性気管支炎、肝血管腫、脂肪肝、高脂血症で、膵臓癌にもなり、リンパ転移が疑われる状態だったのですが、かなり早期に元気になりました。まだまだ油断はできませんが、ＨｂＡ１ｃが10・１から６・１にまで劇的に下がるなど、うれしい限りです。

悪性中皮腫で「余命半年ほど」と宣告されたN・Sさん（83歳）
〜漢方処方で回復。背中、肩の重苦しさがなくなった

平成27年2月24日〜7月14日

平成27年2月24日初診。

肉と魚は同じくらいですが、牛乳、アイスクリーム、ヨーグルトを食べるとのことです。主食は、白米とパンの両方。お酒は飲まず、タバコも吸いません。

糖尿病、うつ、悪性中皮腫との診断で、「余命半年ほど」と宣告されたそうです。

それより前（26年4月）に、健康診断を受けて、胸水があったことが分かりましたが、これといった症状がなかったので処置しなかったそうです。

秋にXP（色素性乾皮症）のため、左肺半分1・2リットルの水を抜きました。普通でも息苦しく、急ぎ足になっただけで、呼吸がかなり苦しくなります。食べることに関しては問題ないとのことです。

半ノ、二（−）、喘（−）を4週間処方しました。

3月18日来院。

背中、肩の重苦しさがなくなりました。夫の十三回忌を済ませたあと咳が出ます。食事はおいしく食べていて問題はありません。漢方は前回と同じものを同じだけ。

4月22日来院。

この月の16日に病院でエックス線検査をしました。ちょっと咳が出ます。漢方は前回と同じものを同じだけ。

4月23日。電磁波ブロッカーを三つ送りました。

5月21日来院。

この月の14日に呼吸が苦しくなりましたが、胸水を1リットル抜くと楽になりました。普通に食べています。漢方は前回と同じものを同じだけ。

6月19日来院。

だいぶ良くなったような感じがするとのこと。夜に足がつることがあったそうです。

この月の11日にも胸水を1リットル抜きました。漢方は、半ノ、喘（一）、びわ、苓姜朮甘湯に変えました。

7月14日来院。

少し呼吸が苦しかったので、胸水を1リットル弱抜きました。その後は、呼吸が苦しいこともなく、よく食べています。枕の位置を変えたら、夜に足がつることはなくなりました。

糖尿病が改善されてきており、糖尿病の薬が二つ減りました。Ｒａｓ癌遺伝子が陰性（マイナス）になりました。

漢方を、喘ノ、防（－）、びわに変えました。

平成27年8月26日〜平成28年1月18日

8月26日来院。

この月の6日に胸水を1リットル抜きました。そのせいか、呼吸が苦しくないときもあります。胸水が溜まったときに歩くと息が上がるので、来月も胸水を抜く予定です。

漢方を、喘ノ、防（－）、びわ、麦門冬湯、苓姜朮甘湯に変えました。

９月24日来院。

１日に胸水を１リットルほど抜きました。ドクターが新人で、抜いた胸水をこぼしてしまったので、どれくらいの量を抜いたのか、正確には分かりませんでした。

今月の17日に苦しくて病院に行き、１・５リットル抜いてもらいました。今は楽になって、食べることもできているとのこと。

漢方を、喘ノ、防（－）、びわ、麦門冬湯に変えました。

10月20日来院。

胸水が溜まらなくなってきました。歩くのもシャキシャキ元気に歩けるようになりました。浮腫も軽減しました。舌はピンクです。

漢方は前回と同じ（以下、１月25日まで同じ）。

11月17日来院。

調子は良く、体調は変わりません。引き続き胸水を抜いていますが、抜く量が１・５リットルから１・２リットルへと減っています。抜いたあと２週間くらいで苦しくなってきます。

胸水の色ですが、煎じ色（濃い茶褐色）だったのが番茶のような緑色になってきたとのこと。アデノウイルスの関係もあるようでした。

普通に庭仕事ができていて、食事もおいしく食べています。足がむくんでいましたが、歩くことにより改善されることが分かってきました。

12月18日来院。

苦しくて10日に胸水を1・2リットル抜きました。ほかに苦しいことはありません。足のむくみをとるために、マッサージ器を買いました。むくみが完全にとれることはないものの、軽くなり、よいのではないかと思ったとのことです。

平成28年1月18日。薬を送りました。

平成28年1月25日～2月19日

1月25日来院。

胸水が溜まると苦しく、中でチクチクする感じがあるそうです。主治医に、もっと多く抜くことを相談したところ、たくさん抜くと溜まるのも多くなるとのことでした。そこで、なかを取って１・２リットル〜１・５リットルほど抜いたのですが、とても楽になりました。

主治医は血液検査の結果を見て「良好ですね」と言ってくれました。他に気になるところはなく、食事はおいしく食べています。

２月19日来院。

動き過ぎたせいか、とても苦しいことがありました。

前回の来院後に津軽病院に行ったとのこと。胸水は全然溜まっていませんでした。２月15日に胸水を１・５リットル抜いて、それ以上は病院で抜いてくれません。前ほどスッキリはしませんが、まわりから見ても元気です。

漢方を、喘ノ、二（一）、びわ、麻黄附子細辛湯に変えました。

Nさんは、糖尿病、うつ、悪性中皮腫を患っておられ、「余命半年ほど」と宣告されたにもかかわらず、それを大幅に超えて、いまもお元気です。

漢方薬を服用して1カ月もたたないうちに、背中、肩の重苦しさがなくなりました。予断は許されませんが、良くなってきていることは確かです。このまま改善されていくことを念じています。

第8章　横内醫院の受診回数が少ないながら、大きな成果をあげた患者さんの実例

5年半の期間で来院たった5回のM・Gさん（80歳）
〜薬がいらないまでになった！

3種類の漢方薬を送り続ける

M・Gさんは、平成22年7月20日が初診で、当時は73歳でした。5年後の27年3月に国立病院でCT検査をして、異常のないことが確認されて、国立病院の診察は終了となりました。翌28年1月には漢方薬も必要なくなり、横内醫院も「卒業」となりました。ただし、横内醫院のほうは「油断しないで、1年に1度はチェックに来てください」と申し上げました。

初診のときに、「2年前から時々原因不明の発熱があり、1月はじめに大悪寒で発熱して熱が下がらず、18日に長崎医療センターを受診し、胆管癌であることが発覚した」と言われました。

そのほかに、腎盂炎《じんうえん》、メニエール、盲腸炎にかかったこともあったそうです。

肉よりも魚のほうをよく食べ、乳製品の摂取は少々で、お酒は飲まず、タバコも吸いません。

職業が解体業のため、強烈な発癌物質であるアスベストをはじめ、建築関係の防腐剤や製材の粉などを吸ったおそれがありました。

初診の時に処方した漢方薬は、次のとおりです。これと同じ組み合わせの漢方薬を、8月から11月まで4回送りました。

Ｄｒ．横内・半枝蓮湯、Ｄｒ．横内・桂枝《けいし》二《に》越婢《えっぴ》一湯《いっとう》加減《かげん》、補《ほ》中《ちゅう》益《えっ》気《き》湯《とう》。

薬が要らなくなる

平成23年1月に、写真を送っていただいて診察し、漢方薬の「Ｄｒ．横内・半枝蓮湯」を、ヨに変えました。以降、平成26年9月1日まで、3年8カ月、40回にわたって、この組み合わせの漢方薬をお送りしました。

平成26年9月16日に来院され、特に気になるところはなく、食事もおいしく食べていて、体重も減っていないことが分かりました。

この日より、Ｄｒ．横内・桂枝二越婢一湯加減をやめて、ヨと補中益気湯の2種類にしました。この組み合わせは、翌27年11月16日まで、合計15回続きます。平成27年11月27日に来院された日に、ヨと安の2種類に変えました。これは結局、1回だけの処方となりました。

写真での診察は、平成23年1月、4月、24年4月の3回です。来院されたのは、平成22年7月20日（初診）、23年7月、25年11月、26年9月、27年11月の5回です。

5年半ほどの漢方治療は、基本的には順調でしたが、途中で「腰、背中が痛い」とか「関節が痛い」ということがありました。癌とは別に糖尿病の傾向もあるようだったので、糖尿病の傾向については、今後とも注意が必要と思われます。

ステージ４の前立腺癌で腎不全、手術せずホルモン療法と漢方療法を選択したＵ・Ｂさん（71歳）
～率先して雪かきをするまでに改善

平成27年1月13日初診

Ｕ・Ｂさんの初診は平成27年1月13日です。

6年半ほど前の平成21年6月、頻尿があり、血圧が２００くらいに上がったので、病院に行ったところ、腎不全、前立腺癌（ステージ４）と診断されました。

Uさんは、手術はしないでホルモン療法を始めました。

疲れやすく、散歩をしても20分を超えると息苦しくなるほどでした。手足の冷えもあり、手指がつったりもしました。血圧はよく上がっていました。

肉よりも魚のほうをよく食べ、乳製品もよくとっているようでした。お酒は日本酒を3合ほど。タバコは吸いません。

アレルギー性鼻炎で高血圧症です。

初診時に以下の漢方を処方しました。同じものを2月、3月にもお送りしました。

半（一）、当（二）、猪ノ（※符号、以下同）。

4月6日に2回目の来院。

全体的に悪いところが改善されているようで、特に気になるところはありませんでした。

パワーテストをしたところ、悪いところはないようでした。

猪ノのみそのままに、他の二つの漢方を変えました。5月、6月に同じ組み合わせの漢方を送りました。

ヨ（一）、猪ノ、びわ。

7月7日に3回目の来院。

体調は良く、病院でもらっている薬の副作用はないとのことでした。漢方には、その人にうまく合えば、病院で処方される医薬の副作用を抑える作用もあります。

2回目に来院されたときと同じ組み合わせの漢方でよいと判断をし、8月、9月に同じ組み合わせの漢方を送りました。

10月８日に４回目の来院。

横内醫院に来院する前よりはるかに良いばかりか、横内醫院に３回目に来院したときよりも良い感じだそうです。

漢方はそれまでと同じ組み合わせのものを、11月、12月に送りました。

明けて平成28年１月21日、５回目の来院。

散歩をしても息苦しくなることはほとんどなく、食欲も十分にあるそうです。

漢方は、それまでと同じものにしました。

３日前に雪が降り、何年かぶりに雪かきをしたそうです。それも率先してやったそうです。「疲れやすい」などと言っていたのがウソのようです。

胆嚢癌から胆管癌で「余命3カ月」と宣告されたO・Zさん（75歳）
～東京暮らしが気に入り、具合は上等

平成27年2月12日、初診

胆嚢《たんのう》癌から胆管に転移（胆管癌）し、「余命3カ月」と宣告されましたが、そのようなことがまるで嘘のようなのが、Oさんです。

黄疸に気づいたのは平成26年11月のことで、翌12月12日に病院に行き、内視鏡にてステント（網目状の金属性の筒）を挿入します。その結果、痛みは少ないものの、背中が重い感じがするようになりました。

食欲はあり、肉と魚は同じくらい、乳製品も食べています。お酒は年に数回程度で、タバコは吸いません。突発性難聴でした。

以上のようなことをお伺いし、半ノ、ロ（一）、びわを処方しました。Oさんが横内醫院に来られたのは合計7回ですが、初診から5回目の来院まで、処方した漢方はこの組み合わせです。

3月11日に2回目の来院。

とても良くなって、横内醫院に来た次の日からは湯たんぽも必要なくなったとのことです。背中の違和感もとれて、7キロ歩いたせいか太ももに筋肉がついて、毎日楽しんでいるとのことです。

4月8日に3回目の来院。

体調は上々のようです。毎日楽しんで、行くところがいっぱいあるとのこと。

7月2日、4回目の来院。

体調は上々、20歳代のときのように食べている。そのせいか38キロだった体重が47キロになったそうです。

バドミントンをしてもよいかと聞かれたので、してもよいと答えました。

8月26日、5回目の来院。

7月に3回くらい38・4度の発熱があり、微熱が続きました。脇に氷を入れると熱は下がりました。それからは元気な状態が続いています。食欲があるときは、お粥、パセリなどをよく食べます。15分くらい歩いて松屋まで行くことも多いそうです。

パワーテストの結果、すべて陰性。どこも悪くありません。

12月18日、6回目の来院。

バドミントンで楽しんでいるとのこと。夫は長崎に帰りたいと言うけれど、自分は東京に居続けたいと話しておられました。東京の生活を満喫。

漢方の処方を、ヨノ、ヨ＋ロ（1）、びわに変えました。

平成28年2月18日、7回目の来院。

具合上等。元気になったのはいいけれど口うるさいと、ご主人が言っているとか。

前月と同じ漢方を処方。


Oさんは、胆嚢癌、転移胆管癌で「余命3カ月」と宣告されましたが、たった7回の来院で、驚くほど元気になられました。ただし、漢方治療は継続中です。

来院回数が7回と少ないばかりか、Oさんにはもう一つ経費を半分で済ませる「裏技」がありました。それは、1カ月分の漢方を2カ月で服用するというものです。

医者としてはもちろん困ったことです。処方されたお薬は、期間も分量も厳重に守っていただかなくてはなりません。飲み過ぎると副作用の心配があり、足りないと効かないという心配があるわけですから。しかし、Ｏさんは2分の1の服用で見事に胆嚢癌、転移胆管癌をはね除けてしまいました。

勝手に服用の分量を変更したのは良くないですが、その分量で胆嚢癌、転移胆管癌を克服したことは、私の驚きであるとともに大きな喜びです。勝手に服用量を変えることはおすすめできませんが、このようなこともあったと、ご報告させていただきます。

膵臓癌ステージ4のＹ・Ｔさん（77歳）
〜生きていけると確信

膵臓癌ステージ4

膵臓癌ステージ４で、動脈瘤カテーテル済、帯状疱疹になったこともあります。肉よりも魚のほうをよく食べ、乳製品とパンは少し食べる程度。お酒は飲まず、タバコは吸いません。

62歳まで健康診断をしていましたが、その後やらずに、平成27年2月27日に腹痛で病院に行き、膵臓癌であることが分かりました。

半、安、びわを処方しました。これはずっと変わりません。

その後、7月31日、8月28日、9月28日、10月26日、11月20日、12月21日に、半、安、びわを送りました。

平成27年はそのような状態で暮れ、明けて平成28年1月18日に再び来院されました。

漢方療法を取り入れたことにより、副作用が軽くなったそうです。日ごろは、すこぶる元気とのこと。

病識がなく（病的状態であるにもかかわらず、それを認識しない）、膵臓癌であっても平気で、生きていけると確信しているのです。

このような患者さんを見ると、つくづく「膵臓癌ステージ4であっても、あまり気にしないほうがいいのかもしれない」と思ってしまいます。

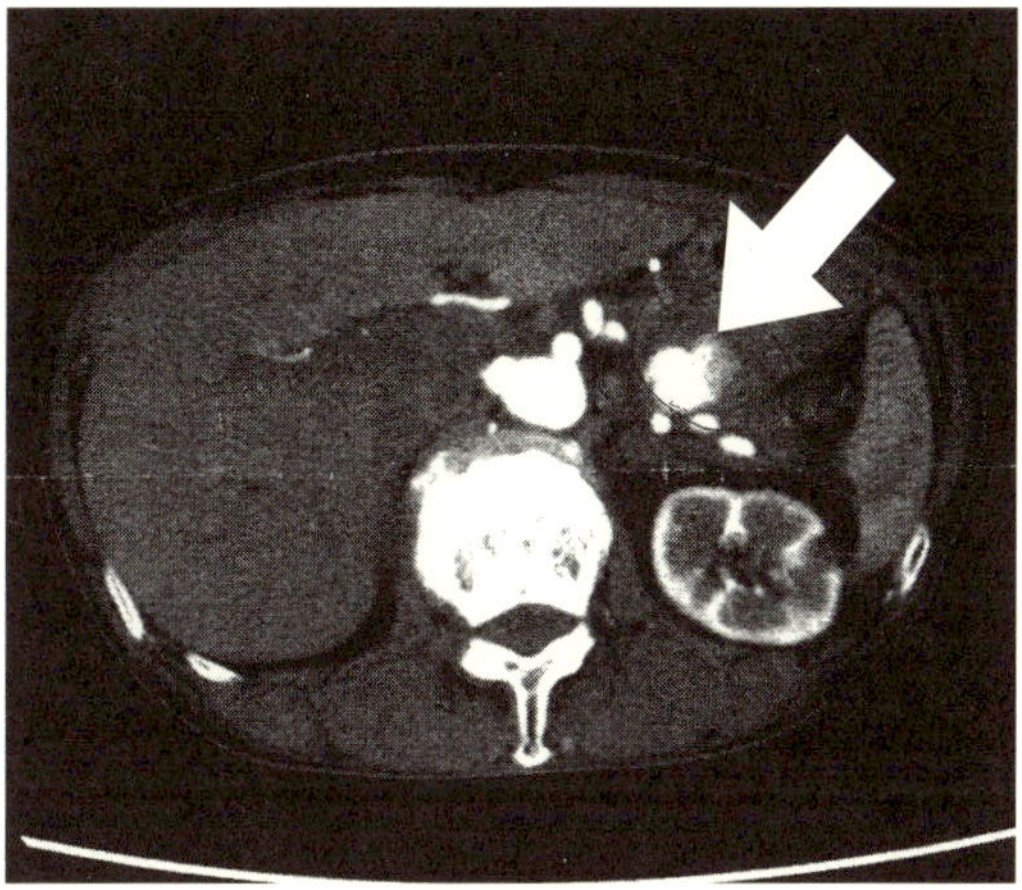

平成27年6月30日来院時。
平成27年6月22日撮影

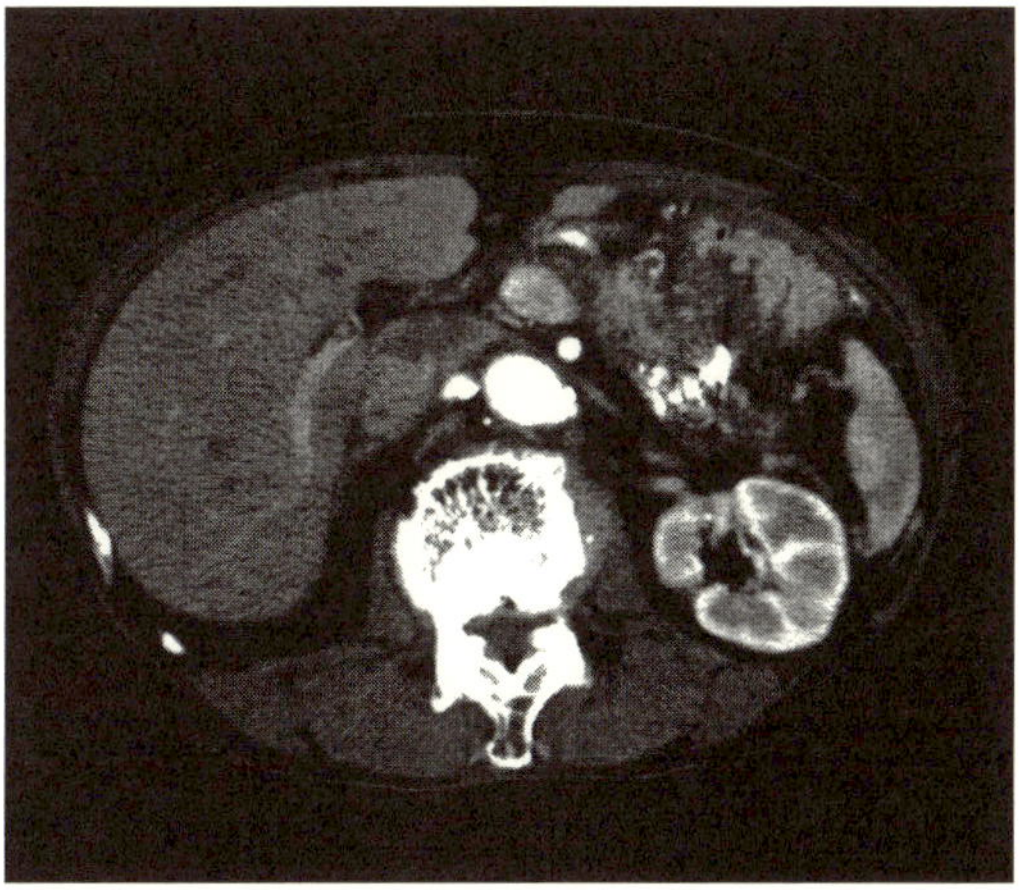

平成28年1月18日来院時。
右斜め上の膵臓癌が、はっきり縮小している。
平成28年1月15日撮影

第9章　漢方療法の中で直面するつらい現実

肝臓癌がリンパ節転移、Ｃ型肝炎、ＨＩＶ陽性反応のＱ・Ｉさん（60歳）
～肝性脳症にて突然死亡

平成26年12月～平成27年4月の経過

平成26年12月16日初診。59歳で、足が不自由です。肝臓癌がリンパ節に転移していました。Ｃ型肝炎を患っていて、血友病８（－）、ＨＩＶ陽性反応です。

肉と魚を同じくらい食べ、朝食に牛乳とヨーグルト。お酒はワインを週に2回、グラス２杯程度。タバコをやめて15年ほどでした。

平成13年８月にＵＳＧ（腹部超音波検査）、ＨＣＣ（肝細胞癌）。

平成14年４～５月にＣＯ、９月カテーテル治療の後、体調が悪化。リンパ節に５センチの腫瘍。症状はなく、食事はおいしく食べています。

漢方は、半ノ、二（－）、二+ロ（－）を処方しました。

平成27年１月９日来院。

漢方薬を二番煎じまで服用し、力がぐっと出てきました。食事もおいしく食べています。漢方処方は初診時と同じです。

２月２日、３月５日来院。

体調良く、特に具合の悪いところはありません。漢方は前回と同じです。

４月２日来院。

２日前より風邪ぎみだそうです。喉がイガイガし、咳もあります。ＣＴ検査を行ったそうですが、まだ結果は分かりません。横内醫院でのパワーテストの結果、癌の活動は認められませんでした。

同じくＲａｓもマイナス（陰性）でした。

漢方は、ヨノ、二（甘－）、ロ（ヨ＋ロノーマル）を処方しました。

平成27年5月～平成27年10月の経過

５月１日来院。

痛いところも、苦しいところもなく順調。引っ越しをしたせいか、ちょっと疲れているようです。

漢方の処方は前回と変わりません。

5月28日来院。

体調良い。来週は病院で検査の予定。漢方の処方は前回と変わりません。

6月25日来院。

順調で痛みなし。健康なときの日常を取り戻したかのようでした。CRP（C反応性タンパク）が6・64に上がっていました。主治医が「癌が壊死したときもマーカーとCRP値が上がる」と言ったそうです。漢方の処方を、ヨノ、ヨ+ロ（ノーマル）に変えました。

7月24日来院。特に変わったところはありません。漢方の処方は前回と変わりません。

8月20日来院。順調です。漢方の処方は前回と変わりません。

9月17日来院。体調を崩すことはなく、夏バテもなかったようです。漢方の処方は前回と変わりません。

10月15日来院。風邪をひき発熱しました。転倒して頭にこぶができました。漢方の処方は前回と同じ。

11月12日来院。

順調だそうです。血液検査の結果、肝機能が上昇していました。これは風邪をひいていたせいだと思います。漢方の処方は前回と変わりません。

11月27日、奥様より電話がありました。

奥様が電話で次のように伝えてくれました。

「11月17日に病院に行き、疲れて帰ってきました。そうして、結婚30周年記念の夕食を食べました。翌18日、19日と、言葉が出てきません。20日になって、ＭＲＩ検査のために病院に行きました。視線おかしく、アンモニアの血中濃度が上昇しました。22日午後４時、突然死亡しました。病院の医師は肝性脳症だと言っていました」

肝性脳症とは、正常であれば肝臓で除去されるはずの毒物が血液中に溜まって、脳にまで達して脳の機能を低下させる病気です。ご本人がいくら「順調です」と言っていても、決して安心してはいけないのです。これは、私自身への戒めでもあります。

Ｑ・Ｉさんのご冥福を衷心よりお祈り申し上げます。

大腸癌の手術のあと漢方治療。病院が完治を確認したC・Lさん（58歳）〜断食によって悪化した可能性のある症例①

21年2月26日初診。

平成21年1月7日に腹痛のため病院へ行き、虚血性大腸炎と診断されました。翌2月16日、内視鏡検査により大腸内に腫瘍が確認されました。3月に手術の予定。もともと胃が弱く、2年前に健康診断で便潜血検査を行ったときも陽性でした。横内醫院のパワーテストでも癌の活動が認められました（陽性）。

肉よりも魚を食べることのほうが多く、乳製品は少しだけ。お酒を飲み、タバコも吸います。

半ノ、二（－）、二＋補、二＋小を5週間分処方しました。

5月21日来院。

無事に手術を終え、抗癌剤治療はしていません。横内醫院のパワーテストでは、癌の活動は認められませんでした（陰性）。ニノ、ニ+ヨを処方しました。22年1月6日、7月13日、平成23年12月2日、平成24年9月21日と来院し、漢方薬はニノ、ニ+ヨを送り続けました。また私の本を何冊もお送りしました。

平成26年2月26日来院。

気管支炎になったものの、大腸癌の完治を病院が確認したとのことでした。

私は、年に1回チェックのために来院し、体調に変化があったときも来院するように伝えました。

平成27年1月に連絡が入りました。

連絡によると、調子が悪い。腹水が溜まっていると……。抗癌剤TS－1で治療を始めたとのことでした。悪性腫瘍の治療薬シスプラチンを使い始めると漢方薬を飲めなくなりそうだと話していました。

1月9日、本人の写真により診察。

大分楽になったようでした。癌細胞があったかどうかをたしかめる前に、腹水を抜いてしまったようです。

2月27日来院。

腹水を3リットルも抜きました。抗癌剤TS－1を飲み終えると食べることができるようになるそうです。

3月27日来院。

腹水を5リットル抜きました。副作用の比較的少ない抗癌剤パクリタキセルを腹腔内に入れました。食べることはできていました。

しかし、この日以降、連絡はありません。

C・Lさんは、癌のブログをやっておられて、多くの人が励まされていました。とても残念です。

この方は、独自に食事療法、断食などをしておられました。悪影響を与えたとすれば、この断食が良くなかったのではないかと考えています。漢方療法の効果で癌は完治していたのに、残念でなりません。

玄米菜食のみといった食事療法や絶食は、健康な人には良い効果もありますが、癌患者さんは絶対にやめていただきたいことの一つです。

拙著『癌になったらやるべきこと、してはいけないこと』で、川島なお美さんの人参ジュースについて述べたことがあります。人参ジュースや野菜ジュースは体を冷やします。健康な人ならさほど問題はありませんが、癌患者さんにとって体を冷やすことはまったく良いこととはいえません。

人参ジュースを大量に飲むことによって癌が治ることはありえないのです。

癌になったら、食べることが一番重要だといっても過言ではないくらい、食べることが大切なのですから、断食が良い影響を及ぼすことなどあり得ないのです。

スキルス胃癌が腹膜に転移して腹膜播種に。余命半年と宣告されたX・Nさん（45歳）～断食で悪化してしまった可能性のある症例②

平成26年2月28日初診。

平成25年4月頃、お腹が痛くなり、空腹になると特に痛みが激しくなるので、近所の医者を受診したところ、胃炎と診断されたとのこと。同年末に下腹部が痛くなり婦人科を受診しましたが、そのときは原因不明でした。

そこで、済生会病院を受診したところ、スキルス胃癌で腹膜播種にもなっていると診断されました。余命半年。すぐに抗癌剤治療を開始、大分楽になりました。

以上の経緯を初診時に伺いました。

Dr．横内ノーマル、ニ（－）、補を4週間分処方しました。以下、7月18日まで漢方の処方は変わりません。

3月28日来院。体調はいいのですが、たまに右季肋部《きろくぶ》（肋骨のすぐ下あたりの上腹部）が痛くなるようです。

４月25日来院。右季肋部《きろくぶ》がたまに痛くなるが、痛みは弱くなってきているとのこと。ほかに問題はありません。

５月23日来院。順調。

６月20日来院。ちょっとチクチクします。前頸部もたまにチクチクします。

７月18日来院。腹痛は良くなってきていますが、時々痛みがあるようでした。

８月22日来院。胃のまわりがピリピリするとのこと。圧痛も少しありましたが、パワーテストの結果、癌の活動はマイナスでした。パワーテストの結果から、漢方の処方を、ヨノ、ボ＋補に変えました。12月12日までこの漢方が続きます。

９月26日来院。とても良い体調。１日20回腹筋のトレーニングを始めました。足をつることがあるそうです。

11月１日来院。胃のまわりがちょっと痛いようでした。超音波検査により、癌が小さくなっていることが分かりました。生理も来ました。

12月12日来院。腹水が増えています。病院から、骨転移していると告げられ、抗癌剤治療をすすめられたことで、十日間ほど抗癌剤治療を行いました。

Xさんはこの時期から断食を始めたようです。

「断食をして癌を治そう」という内容の本が現在たくさん出ているようですが、癌が断食をしてよくなることはありません。悪くなると断言できます。もっと体調を良くしたいという気持ちから、いろいろなものに飛びつく気持ちは分かりますが、断食では逆効果なのです。

生理の出血が止まらなくなりました。

12月28日来院。また肩が凝り、病院に行きました。ヨとびを処方。

1月19日来院。肩凝り、痛み、左肩しびれ、足の裏のしびれを、マッサージで緩和。ヨとびに、粉の葛根加朮附湯を処方。

2月9日来院。CTを撮りました。病院の主治医からサイバーナイフによる治療をすすめられているとのこと。

食道癌、胃リンパ転移。アルコール性肝炎。アルコール性肝硬変のW・Yさん（59歳）
〜「余命宣告半年」「余命宣告2カ月」をクリアして元気になりましたが、働き過ぎたのが良くなかったようです

平成25年12月の健康診断で食道癌、胃のリンパへの転移が見つかりました。自覚症状はありませんでした。

平成26年２月に抗癌剤治療を２クール。同年４月に手術を行いました。

胃リンパ転移癌の手術２カ月後に横内醫院に来院（初診）。初診時58歳。魚よりも肉が好きで乳製品も食べます。主食は白米と玄米の両方。お酒は飲まず、タバコも吸いません。

食道癌、胃リンパ転移。アルコール性肝炎。アルコール性肝硬変。

平成26年9月22日来院。

食事療法として玄米を食べている。パワーテストを行ったところ、食道癌は陽性（プラス）でした。

処方した漢方は、半ノ、二（－）、二＋ロ（－）。

11月13日来院。

気力がみなぎってきました。しかし、大量に食事をとると決まって腸が痛くなるそうです。8ミリの大腸ポリープが見つかりました。手術は来年の予定。漢方は前回と同じもの。

平成27年1月7日来院。

造影CTを撮ったそうです。パワーテストを行ったところ、まだ癌の活動がありました。漢方は変わりません。

2月6日来院。

920ミリリットルの胸水を抜くと、体調が良くなったとのこと。パワーテストを行ったところ、今度は癌の活動が認められませんでした。漢方薬を、ヨノ、ヨ＋ロ（ノーマル）、びわに変えました。

３月30日、ショックを受けて来院。

大阪大学病院で「全身転移もあり得る。余命半年」と言われて、ショックを受けたまま来院。西洋医学では何もできない！　と嘆いておられました。漢方薬は引き続きヨノ、ヨ＋ロ（ノーマル）、びわ。

５月29日来院。

阪大病院の外科で「４カ所転移がある」と言われたそうです（４月27日）。阪大病院の外科の抗癌剤療法は拒否したとのこと。

しかし、不思議なことに、阪大病院の腫瘍内科では「転移はない」と言われたそうです。漢方薬は同じです。

６月23日来院。

満腹時に背部に不快感があるそうです。漢方薬は変わりません。

10月15日来院。

左鎖骨に骨転移があると言われ、そういえばなんだか痛いような気がするとのこと。

漢方薬は変わりません。

11月13日来院。

病院から「余命2カ月」の宣告（11月2日）があったそうです。何度も思うことですが、人間の余命を医者が決められるものでしょうか。余命宣告よりも長生きをすれば、医者の腕が良かったということになり、余命通りに亡くなれば「寿命だから仕方がない」ということになるのでしょうか。漢方薬は変わりません。

平成28年1月7日来院。

臍の上にコブが出来、主治医に脱腸だと言われたそうです。しばらくすると、下にもコブが出来たそうで、それを診た私は「これも脱腸だ」と言いました。漢方薬は引き続きヨノ、ヨ＋ロ（ノーマル）、びわです。

2月2日来院。

食べると下腹部が痛むので、どうしても食事量が減ってしまうようでした。そのせいで痩せてしまいました。そういうときこそ栄養点滴がいいので、おすすめしました（点滴については第1章をご参照ください。点滴をすることにより、症状がかなり改善されたようです）。

下肢に浮腫が出来、呼吸が苦しいこともあるということなので、漢方薬をヨノ、ヨ＋ロ（ノーマル）、防、びわに増やしました。

３月４日電話がありました。

入院してしまったそうです。

症状が改善されたことにより、ついつい仕事を頑張り過ぎたようです。点滴をすすめたさいに、仕事をやり過ぎないようにと付言するのを忘れたことを反省しました。

しばらくして訃報が届きました。

「余命宣告半年」「余命宣告２カ月」をともにクリアし、改善されてきていたわけですから、その状態を維持してしっかりと養生をしていれば、もっと良くなっていたはずです。

本当に残念です。

第10章　漢方療法の中で出合う奇跡のような出来事

左手麻痺により転倒、救急車で病院へ。麻痺が残ると言われたR・Nさん（43歳）

～五日後より漢方を開始して完全回復

平成28年1月。左手が麻痺して倒れ、救急車で病院へ。

すぐに急性期治療を受けましたが、麻痺が残ると言われました。

しかし、五日後より漢方を開始したところ、次ページの画像のように回復し、ドクターたちは「奇跡だ」とおっしゃっているそうです。

画像は、ご本人のお母さんから、喜びと感謝のお手紙とともに届けられたものです。

右側頭部に脳出血。
平成28年1月撮影

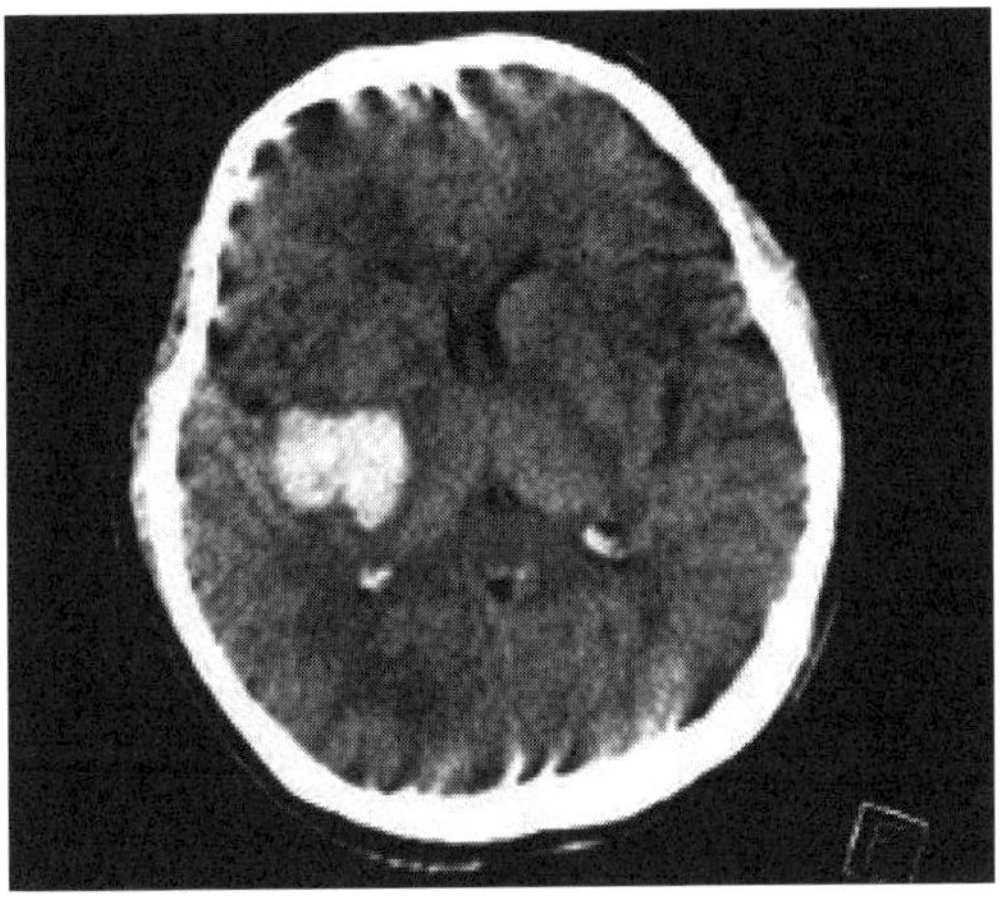

漢方治療によって回復。
平成28年3月撮影

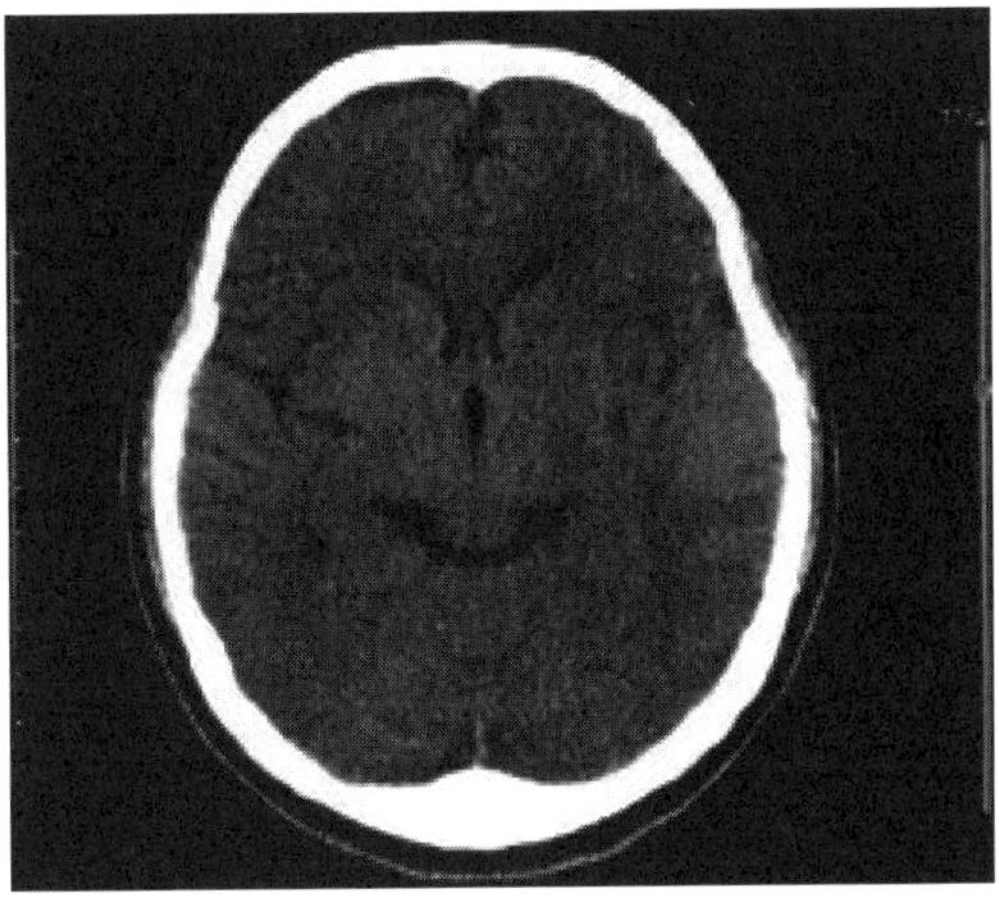

子宮内膜腺癌手術後に来院したJ・Mさん（41歳）
～見事に妊娠に至った！

初診時38歳、現在41歳。子宮内膜腺癌。肉と魚は同じくらい食べる。朝食は牛乳にミューズリー（燕麦や押麦などの加工穀物とドライフルーツ、ナッツ、種子類などを混ぜ合わせたシリアル食品）を食べるとのこと。ワインを1週間に1、2杯。タバコは吸いません。

平成25年3月13日初診～5月30日

平成23年ごろに不正出血があって近くのクリニックを受診し、ホルモンバランスが崩れていると診断され、治療を受けました。

平成24年9月に不妊症のためにクリップを行いました。その後にポリープが発見され、子宮内膜症癌の手術を行い（平成25年1月23日）、昭和大学でホルモン療法を行いました。

平成25年3月13日に横内醫院に来院され、パワーテストの結果、Ｒａｓ癌遺伝子はマイナスでした。初診時の漢方処方は、十全ノ、十+茯を3週間。

4月2日来院。
特に変わったところはなく、漢方は前回と同じものを23日分。
4月27日来院。
体調は良くなり、よく眠れるようになりました。痛みもなくなりました。
漢方は前回と同じものを23日分。
5月30日来院。
パワーテストの結果、癌の活動は認められません。漢方は前回と同じものを37日分。

平成25年7月6日～12月14日

7月6日来院。
体調は良いものの、気分的に楽しくないとのこと。漢方は茯を28日分。その後、漢方薬を卒業するまで、ずうっと茯を処方しました。以下、漢方の記述は省略します。

8月3日来院。体調は良く、夏バテもありません。

9月14日来院。引き続き体調はよいとのこと。2回目のパワーテストでも癌の活動は認められませんでした。私は、ホルモン療法も不要だと本人に伝えました。

10月2日。体調は良いが、ヘルペスが出たそうです。

11月9日。体調は良く、前日に病院で検査をしました。

12月14日。定期的ではあるが、生理周期が早くなっていました。

平成26年1月11日〜5月2日

1月11日来院。体調はいいものの、寝つきが良くないとのこと。

2月15日来院。1月にも病院で検査をし、異常なし。

3月22日来院。体調良い。ヘルペスに関しては陽性（プラス）。

4月19日来院。体調すこぶる良い。生理痛もない。病院からは「完治までは10年かかる」と言われたそうですが、漢方治療はこの日をもって卒業となりました。

その後、平成27年2月4日、約10カ月ぶりに来院がありました。

大学病院でホルモン療法を行ってもかなわなかったのに、ついに妊娠したとのことでした。予定日は3月3日！

子宮内膜腺癌を経験しても妊娠できるのです！

諦めないで、投げやりにならないで、正しい方法で努力を重ねることにより、道は開けます。

●参考資料

『肿瘤病人自家疗养』（李岩編著　北京科学技术出版社）
『云南抗癌中草药』（胡月英、宣明盛同著　云南人民出版社）
『漢方によるガンの弁証治療――ガン制圧』（銭伯文著　中国医学研究会）
『抗癌中薬の臨床応用』（福島清吾訳、川俣順一監訳　医歯薬出版）
『日経メディカル2016年5月号』（日経BP社）
『自然食は安全か』（高橋晄正著　農山漁村文化協会）
『末期癌の治療承ります』（横内正典著　光雲社）
『究極の癌治療』（横内正典著　たま出版）
『絶望を希望に変える癌治療』（横内正典著　たま出版）
『救いたい！　肺癌漢方治療のすべて』（横内正典著　たま出版）
『闘い続ける漢方癌治療』（横内正典著　たま出版）
『癌になったらやるべきこと、してはいけないこと』（横内正典著　たま出版）
『がんでも長生き　心のメソッド』（保坂隆、今渕恵子著　マガジンハウス）

『がんは人生を二度生きられる』（長尾和宏著　青春出版社）
『長尾先生、「近藤誠理論」のどこが間違っているのですか？』（長尾和宏著　ブックマン社）

横内 正典（よこうち　まさのり）
1944年旅順市（中国）生まれ。1971年、弘前大学医学部卒業。函館市立病院、弘前大学医学部第二外科などに勤務。1982〜1993年、青森県三戸郡田子町・町立田子病院院長。現在は横内醫院院長。専門は消化器系癌。
日本癌学会会員
日本再生医療学会会員

●著書……「究極の癌治療」「絶望を希望に変える癌治療」「闘い続ける漢方癌治療」「救いたい！ 肺癌漢方治療のすべて」「癌になったらやるべきこと、してはいけないこと」（以上たま出版）、「末期癌の治療承ります」（光雲社）、「癌治療革命の先端 横内醫院（監修）」（展望社）

続・絶望を希望に変える癌治療

2017年3月21日　初版第1刷発行

著　者　横内 正典
発行者　韮澤 潤一郎
発行所　株式会社 たま出版
〒160-0004 東京都新宿区四谷4－28－20
☎ 03-5369-3051（代表）
http://tamabook.com
振替　00130-5-94804

組　版　一企画
印刷所　株式会社エーヴィスシステムズ

ISBN978-4-8127-0400-4　C0047